危難求生 手冊

緊急時刻，專家教你怎麼做！

THE WORST-CASE SCENARIO
SURVIVAL HANDBOOK

約書亞‧皮文 Joshua Piven　大衛‧博傑尼 David Borgenicht ／著

林楸燕／譯

警告

當生命受到威脅，或是危急情況即將發生，安全的替代方案可能不存在。遇到本書中討論的最糟情境時，我們高度建議——事實上是堅持——最好的方法是諮詢受過專業訓練的專家。但個人安全受到威脅時，受過精良訓練的專家不一定在身旁，因此我們詢問各方專家，請他們描述在那些危急情況下會用上的技巧。出版商、作者與專家們對於任何使用本書中的資訊而造成的傷害，不論是運用得宜或是不當運用，一概不負責。本書中所有資訊皆來自懂得如何應付該情境的專家，但我們無法保證書中資訊絕對完整、安全或精確；再者，本書中的資訊亦不該取代讀者們良好的判斷力與常識。最後，本書中的所有資訊都不該被理解成或用於侵害他人權利或違反法律之行為。我們敦促各位遵守法律並尊重他人的權利，包括財產權。

——作者們

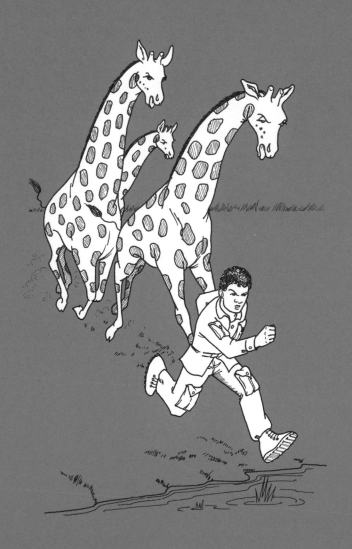

目錄 CONTENTS

第三章：最佳防禦

第四章：縱身一躍的信心

第五章：科技問題

第六章：緊急狀況

第七章：冒險求生

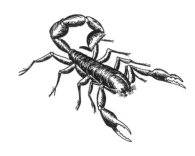

序文

求生法則

我是美軍 SERE（Survival Evasion Resistance Escape）訓練員，我發展、編寫、實際參與並教授課程，周遊世界各地，面對超過十萬名學員——包括平民、海軍航空軍隊員、海豹部隊菁英成員，教導他們如何生存、躲避、抵抗、逃脫。從北極圈到加拿大荒野，從菲律賓的叢林到澳洲的沙漠，我有超過三十年的求生訓練經驗。這樣說吧，過去這些年來，我累積了一些求生的知識。

不論在什麼情況之下，不論你人在山區、飛機上或開車橫越全國，「求生」的意思是「活得比較久，能持續存活或存在，繼續活下去」。畢竟這才是重點——不論在多麼極端的情況下，都要能保全性命，繼續活下去。

● 你必須做好準備——無論是心理、生理或是你的裝備。
  我在北極圈的訓練，我稱之為終極求生冒險。北極圈的環境極端嚴酷無情，但因紐特人不僅活下來，還過著無比幸

福的日子。要在北極圈生存需要某些物品，移動時你必定要帶著這些物品——那裡的環境少有即興發揮的空間。

有天早晨，我們縮著身體在冰屋裡喝著溫暖的茶，我注意到資深的因紐特嚮導比我們其他人多喝了幾杯茶。我心想：「他一定口很渴。」我們在早晨跋涉過冰凍大地，到達營地時，資深嚮導走向一個小土丘。年輕嚮導替我們翻譯：「他說這個地方就是狐狸會來瞭望遠方之處，是設陷阱的好地方。」年長的嚮導拿出鋼製陷阱架設好，將鏈子攤開，接著解小便在鐵鍊的末端，尿液立刻在地面結成硬梆梆的冰塊。年輕嚮導解釋：「這就是他早上喝那麼多茶的目的，為了固定陷阱。」

我學到了一課：你擁有的資源和即興發揮的能力，等於你生存的機會。

- 你一定不能忽略心理層面對於求生的重要性，特別要保持冷靜，不要驚慌失措。

請記得，意志力是最重要的求生技巧——不要隨便就興起「放棄好了」的念頭。當人不可避免地犯錯時，心智強度就特別重要。

有次我們進入菲律賓的叢林，資深嚮導廿尼在跋山涉水的

路途上採集了多種植物。一到營地，甘尼熟練地準備竹子當做煮東西的容器。他在竹筒裡放入葉子、蝸牛（甘尼說老人抓蝸牛因為行動速度慢，年輕人則抓快速移動的蝦子），以及幾片綠芒果。他還加了一些我認不出的東西，然後在這些東西上頭放了芋頭葉，加水放到火上烤。

吃完叢林大餐後，我們準備就寢。夜半時，我感覺喉嚨疼痛、收縮和搔癢。我們身處在一片漆黑之地，遠離文明，而我的呼吸道持續收縮。到了隔天早晨，情況變得更糟。嚮導也有一樣的問題，這幫助我們判定疼痛的原因，應該是我們煮芋頭葉的時間不夠久。數小時候後，我的喉嚨漸漸恢復。我從錯誤中學習，心裡牢記這次的經驗：即使在叢林長大的老人家也可能會犯錯。

我們都會犯錯。克服錯誤才是求生之道。

● 你一定要有將以下基本元素納入考量的求生計畫：食物、火、飲水和遮蔽處（以及信號工具和急救箱）。

熱帶環境是最容易求生的區域之一，你可以找到所有求生必要的物品——食物、火、水和遮蔽處——只要你知道上哪去找的話。在另外一場叢林軍事生存訓練課程中，我們急需要水，但沒有辦法前往主要水源地，像是溪水、河流

或任何水域，因為「敵人」正在追蹤我們，並且監看著前述的這些區域。我們的嚮導佩沛看了看樹葉，接著用菲律賓開山刀指向一個直徑大約八到十公分寬的厚實藤蔓。佩沛往頂端砍，砍下一段接近一公尺長的藤蔓，接著拿到我乾涸的嘴唇邊向我示意。太棒了！藤蔓裡的水可以裝滿一大杯玻璃杯。佩沛又砍了幾條充滿水的藤蔓。那天晚上，我們鑽入樹幹，用我們自己做的竹製汲水管放在藤蔓下方。隔天一早，汲水管裡有六、七公升的水。

早上在雨中，佩沛停下來割了一綑高大的草。他將草纏繞在表面光滑的樹幹上，綁出一個汲水頭，接著拿出喝水用的竹杯置於下方，收集雨水。當晚，我們抵達安全區域後，叢林陷入一片漆黑。我們坐在微弱的火光旁，佩沛笑著對我說：「我們再一次擊退敵人，找到回家的路。」這一句簡單的話變成我們的箴言；事實上，這也是每位生存教練的箴言：「找到回家的路。」

這本指南能幫助你達成這個目標。

——全球求生技術專家，梅爾·杜威斯
（"Mountain" Mel Deweese）

前言

我們有好消息，也有壞消息。

先來壞消息：我們必須很遺憾地告訴你，外面的世界仍是危機四伏。

儘管我們盡了最大努力，儘管科技、醫藥和全球意識以驚人的步伐向前躍進，儘管過去二十多年來，我們的求生手冊已經觸及數百萬的讀者（好幾位讀者表示，我們看似充滿娛樂性但正確的建議拯救了他們的性命），危險依舊在暗處、在身邊、在門後潛伏。

你完全無法知道事情何時會惡化，或演變成最糟情況。

然而好消息在此：我們仍在這裡提供幫助。

當那一刻來臨，我們希望你能知道該怎麼做。當機長昏倒、火車出軌，或是你開始陷入流沙之中，我們希望你知道該怎麼做。當遭遇鱷魚攻擊、公牛衝撞，或是小丑看起來非常危險而且一點也不有趣的時候，我們希望你知道該

怎麼做。當你的手機著火、防洪堤潰堤，或是你被活埋的時候，我們希望你知道該怎麼做。

因為足夠的準備將能拯救你的性命以及你的手腳。但請謹記，足夠的準備不代表你需要記住我們告訴你的每字每句。謝天謝地，不論遭遇哪種最糟情況，求生的首要關鍵就是──不要驚慌失措。

所以我們的期望是，當你遇到緊急情況時，你已經讀過這本最新的實用手冊，你可以從腦袋中找到「天曉得我現在該怎麼辦」的答案──這簡單的知識能夠讓你保持冷靜，讓你臨危不亂，並且採取行動。

在這本全新改版的生存手冊中，我們直接向數十位各行各業的專家請教，以確保書中建議是採用當前最新的方法和資訊，用以拯救你的性命、手腳和所愛的人。我們將持續在網站上提供最新的求生技巧，幫助你處理這世界可能丟給你的各種變化球。

外面的世界仍是危機四伏，但我們永遠在這裡提供幫助。

──作者，約書亞・皮文（Joshua Piven）

和大衛・博傑尼（David Borgenicht）

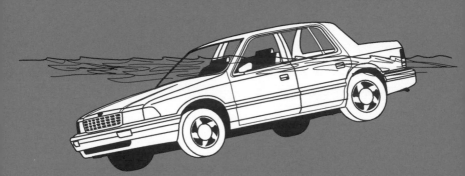

第一章

大逃離與神進入

如何破門而入

室內門

- 瞄準鎖頭的部分踢一至兩腳,就能破壞門鎖。

  用腳踹門比助跑用身體撞門還有效,因為你的腳比肩膀更好施力,而且更能引導力量擊中特定的鎖芯零件部分。

如果是較新的建築物

如果是新建的建築物,「建商等級」的空心門可能多半用波紋狀的瓦楞板外覆塑膠,邊緣只有裝上細木條。敲一敲門,如果聽起來空洞就是廉價的門。遇到這樣的門,只需挑一塊「門板」中間的位置,迅速地踢一腳,應該就能踢出一個洞,讓你穿過洞從裡面打開門。

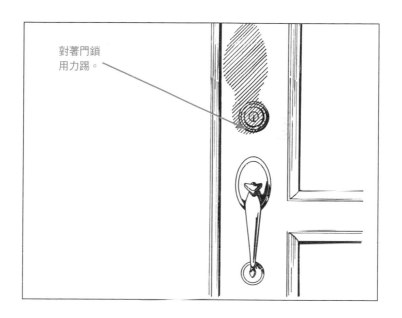

對著門鎖
用力踢。

如果你有螺絲起子

- 插入緊急鎖孔。

  檢查門把正面的小洞或鑰匙孔，大多數的室內門都有所謂
  的隱私鎖。這類門鎖通常安裝在臥室與浴室，讓門關上時
  能從內側上鎖，但外側的門把中央有緊急鎖孔，能從外面
  將鎖打開。將小螺絲起子插入門把上的孔，然後推一推或
  是轉一轉鎖芯就能打開門。

室外門

基於安全性的考量，室外門的結構通常較為紮實牢固，因此想破壞它需要更多力氣。一般室外門上常見的鎖頭有兩種：一種是用來鎖門又兼具基礎安全的彈子鎖，一種是為了加強安全性的平頭鎖。在比較舊的建築物中，可能會見到同時使用這兩種鎖頭的單一門鎖組，稱作匣式門鎖。彈子鎖可以鎖住門把，使之無法轉動，同時確保門板不會自動彈開；平頭鎖組則會配合使用彈子鎖，將鎖舌拴入門框固定。

● 瞄準門鎖的部分踢幾下。
室外門通常需要多試幾次才能打開。

如果是紮實牢固的鋼板門

● 拆除門鎖。
用工具插入門與鎖之間，用力掰開或撬開，並且來回持續動作，直到門鎖鬆動。

如果你有鐵鎚與螺絲起子或錐子

● 卸除門的鉸鏈。

將錐子或螺絲起子置於鉸鏈的下方，將尖端抵住插銷或螺絲。用鐵鎚敲打錐子或螺絲起子的另一端，直到鉸鏈脫落。簡單來說就是移除鉸鏈的螺絲，然後用力從鉸鏈的部分打開門。此方法只適用於向外開的門。

評估所需力道

室內門的結構一般較輕盈也較薄，厚度在 3.5 到 4 公分之間，而室外門一般為 4.5 公分。舊式房屋比較可能用實心木門，新式房屋的門通常是廉價的空心門。了解你面對的是哪一種門，可幫助你決定破門而入的方式。通常輕敲門板即可判斷門的結構與紮實度。

空心門：這類的門通常只用於室內門，因為它並沒有隔熱的效果，也無法提供安全保護，不需要很大的力道即能破門而入。空心門用螺絲起子就能打開，或是用力朝門板中間一踢，即可踢破。

實木門：通常由橡木或是其他硬質木頭製成，因此需要中等力道以及一支鐵撬，或是其他類似的工具輔助。

實心門：這類的門有著軟木做成的內門框，兩側黏上面層夾板，芯材則是切碎的木屑，需要中等力道與一把螺絲起子才能打開。

金屬包層的門：這類的門通常是軟木外覆上一層薄金屬，需要中等或多於中等的力道，以及一支鐵撬。

空心金屬門：外層是較厚重的金屬，門的邊緣與裝設門鎖的部分有加強的溝槽，並塗上了某種絕緣物質。這類的門需要極大的力道與一支鐵撬才能打開。

如何讓飛機降落

以下是針對小型客機與噴射機的操作指示，並不包含大型商用客機。

1 如果飛機只有一套操控裝置，請推、拉、抱起或拖走在駕駛座的機長。

2 準備控制操控裝置。

3 戴上無線電耳機。

使用無線電求救：操縱桿（飛機的方向盤）上有數個按鈕，或是控制面板上會有一個像民用無線電的麥克風，按下按鈕可以通話，放開按鈕可以聆聽。對著麥克風重複三次「求救」（mayday），並說明情況、目的地與印在控制面板上方的飛機尾翼號碼。一定要清楚讓對方知道你遇到緊急情況，機上沒有駕駛員，而你必須讓飛機盡快降落。

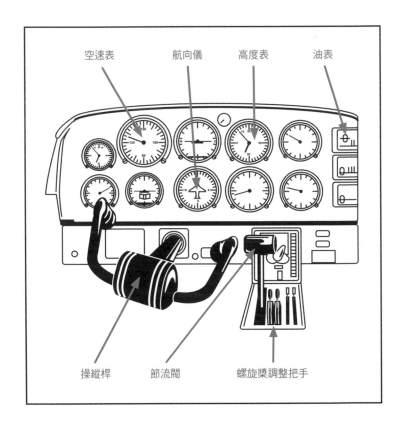

空速表　　　　航向儀　　　　高度表　　　　油表

操縱桿　　　節流閥　　　螺旋槳調整把手

4 如果沒有反應，調到 121.5MHz 緊急頻道再試一次。

無線電通訊系統各有不同，但頻道是標準的。在無線電另一端的人應該能夠一步步告訴你降落流程，小心遵從指示即可。如果沒有人能告訴你降落流程，你就必須靠自己讓飛機降落。

5 確認方位並檢視裝置。

看看身旁和窗外，機身是否處於水平狀態？除非飛機剛起飛或即將降落，不然應該要保持直線飛行的狀態。如果自動駕駛仍開著，就讓它維持現狀；如果自動駕駛被關掉了，請找一顆標示為「平飛」（level-off）的藍色按鈕，這項較新的科技能開啟自動駕駛，並且讓飛機維持水平的姿態朝著前方直線飛行。

操縱桿：操縱桿應該位在你正前方，它能讓飛機轉向，以及控制飛機的俯仰程度。將操縱桿向後拉，機鼻往上提；將之往前推，則機鼻往下。將操縱桿向左推，飛機向左轉；將之右推，則飛機則右轉。操縱桿非常靈敏，只要左推或右推約 3 到 5 公分，就會使飛行中的飛機轉向。飛機在一般狀態下航行時，機鼻應該在中等身高者水平視線下方約 8 公分處。如有需要，可用手指輔助目測：水平視線應該在飛機整流罩（引擎罩）或遮光板（控制面板）上方約四到五根手指寬度的地方。

高度表：此儀表顯示飛機高度，位於控制面板的中央，有三個指針。尖端呈倒三角形造型的指針表示數萬英尺，最寬的指針表示數千英尺，而瘦長的指針表示數百英尺。

航向儀：此儀表指出飛機航向，背板中央有一個飛機形狀的圖案，而該圖案的機鼻指向就是飛機的航向。

空速表：此儀表在控制面板上方靠左邊的位置，刻度上帶有顏色，通常以「節」做為速度單位（1 節＝ 1 海里／小時＝ 1.852 公里／小時），但也有儀表是以英里／小時為單位。小型飛機巡航時的速度通常是 120 節，任何飛機速度低於 50 節則近乎於失速狀態。

節流閥：此儀器控制空速（動力）和機鼻的位置，以及機鼻與水平線之間的關係。節流閥是位在正副駕駛座中間的黑色操縱桿，將它拉至靠近身體位置，會讓飛機減速慢下來，並且漸漸降低飛行高度；反之，將節流閥推離身體位置，則會讓飛機加速，並且拉抬飛行高度。飛機引擎的聲音會變得更安靜或較吵雜，視節流閥移動的方向而定，原理和車子一樣。

油表：油表通常位在儀表板較靠邊或較低的位置。如果機長有遵循美國聯邦航空總署（FAA）規範，飛機應該有足夠的燃料在預定時間內飛到目的地，外加半小時的備用燃料量。有些飛機除了主要的燃料箱還有備用燃料箱，但你就別煩惱換油箱的事了。

襟翼：襟翼的操作程序非常複雜，反而會讓飛機更難以操控。要控制空速，請使用操控桿，不要去動襟翼。

6 開始下降。

將操縱桿拉回以減速。將飛行速度減少四分之一，縮減動力。隨著飛機減速，機鼻會逐漸朝下，應該要在水平視線以下約 10 公分處，或五到六根手指寬的距離。

7 放下起落架。

先確定飛機的起落架是固定式或伸縮式。固定式起落架一直都在機身外，所以你不需要做任何動作。如果是伸縮式起落架，在正副駕駛座之間的儀表板上有一個握把，頂端像輪胎一樣呈圓形，靠近操縱桿附近。如果必須降落在水面上，則要收起起落架（伸縮式）。

8 找尋適當的降落地點。

如果你沒辦法抵達機場，請找一個平坦的地面來降落，大約 1.5 公里的跑道就很適合。其實飛機能降落在距離更短的跑道，因此不要煩惱一定得找到一個「完美」的降落場地——因為沒有任何降落場地是完美的。如果你的選擇有限，崎嶇不平的地面也可以降落。如果有無人海灘，降落在靠近水域邊緣的地方，因為浸濕的沙子比較紮實。如果

必須降落在水面上，盡量降落在靠近船隻或岸邊不遠處，並記得收起起落架。絕對不要將有固定起落架的飛機降落在水面上。

9 與跑道對齊成一直線，當高度儀標示 1,000 英尺時，降落場地的位置就在右機翼尖端附近。

理想的狀況下，你應該先飛過場地，查看地面上是否有障礙物。如果有充足的燃料，你可能會想這樣做：飛過降落場地，繞一個矩形，然後再次靠近場地。

10 靠近跑道時，拉起操縱桿，縮減動力。

機鼻朝下，但不可以低於水平視線 15 公分以下。

11 當飛機在跑道上方時，機身應該在離地 100 英尺的高度，並且由後機輪先著陸。

這時飛機會處在流體力學所謂的失速狀態——也稱做翼型或機翼失速，與引擎失速截然不同——速度大約在 55 到 65 節之間。當機輪接觸到地面時，你會希望飛機處在失速的速度。

12 全力拉起操縱桿，確保機鼻不要過度下墜。

將機鼻拉起至水平視線高度。當飛機緩慢接觸地面的同時，要微微拉回操縱桿。

13 利用腳下踏板，按照需求控制飛機行徑方向和煞車。

操縱桿在地面上沒有太大作用，必須配合腳下的踏板。踏板上方是剎車，下方的踏板則控制鼻輪方向。首先注意下方的踏板，踩下右邊的踏板會讓飛機向右移動，踩下左邊的的踏板則是向左轉。適當減速能讓你的生存機會加倍；將降落後的速度從 120 節降到 50 至 60 節，你就能增加三倍的生存機會。

專家建議

▸ 緊急降落在地形不佳的場地，但降落過程執行良好，可能會比在既有的場地卻無法控制降落過程還來的安全。

▸ 如果飛機飛向樹林，試著控制方向在樹林間飛行；若飛機撞擊樹林，機翼能吸收撞擊力道。

▸ 一旦飛機停止移動，盡快從機身出來，遠離飛機——記得帶著機長一起離開。

▸ 往機尾方向移動，至少跑到機尾後面 5 公尺遠的地方。

▸ 飛機的六個基礎儀表相對設置位置都差不多，上排左至

右分別為空速表、姿態儀、高度表，下排為轉彎側滑
儀、航向儀和垂直速度表。

___

機上遭遇緊急情況時該如何自保

嚴重亂流

1 固定所有會鬆動的物品。

亂流可能會無預警地發生，導致任何沒有收好的物品在機艙內亂飛。在航程中，將所有沒有使用的物品，尤其是書本和電子產品等比較重的物品放入閉合的袋子裡，置於座椅底下或頭上的行李置物櫃中。體積較小的物品可以放入前方座椅椅背的置物袋中。不要將有危險性的物品（例如未開封的罐裝汽水）放在餐桌上。

2 繫好安全帶。

安全帶應該越緊越好，但不至於到讓你不舒服的程度。嚴重的亂流可能導致飛機突然下降，使沒有繫上安全帶的旅客撞到頭上的行李置物櫃或機艙天花板，造成嚴重傷害。

3 收起餐桌並妥善固定。

4 保護頭部。

一旦繫上安全帶，坐定位置，記得保護頭部不要被突如其來的拋射物砸中。拿枕頭、厚夾克或對折的毯子護住頭臉，或用充氣頸枕保護脖子。手中不要拿任何堅硬物或重物，如果你沒抓穩，它就會變成拋射物傷害到其他人。

5 採取迫降姿勢。

上身向前彎，將頭貼近大腿，越近越好，同時雙手要緊抓住保護頭部的物品。

6 注意氧氣面罩落下。

氧氣面罩的設計是在機艙氣壓改變時落下，但也有可能在亂流時落下。看到氧氣面罩落下時不要驚慌。除非經由機組人員指示，不然不要使用氧氣面罩。

7 準備迎接突降高度。

輕度到中等的亂流會導致飛機下降數十英尺，更嚴重的亂流可能導致飛機下降數百英尺，甚至更多。機長通常會從行前報告或突然改變的飛行高度預測亂流的出現，並試著避開亂流。

8 用塑膠袋呼吸。

如果你開始感到換氣過度，拿起機上的嘔吐袋，縮小袋口，置於口鼻間，用嘴巴慢慢吸氣與吐氣進袋子裡。此方法能暫時提升血液中的二氧化碳，平衡因換氣過度而降低的二氧化碳濃度。但是請注意，如果換氣過度不是因為焦慮引起，而是因為疾病，像是心臟病發作或氣喘，此方法就會有危險，應避免使用。

9 找人聊天。

跟身旁乘客聊天通常有助於讓呼吸維持在穩定狀態。

專家
建議

▸ 輕度亂流可能暫時造成飛行高度和飛行姿態（旋轉、俯仰或偏斜）稍微改變。你可能會感覺到安全帶的壓迫，或周遭物品可能稍微移位。

▸ 中度亂流會造成飛行高度和飛行姿態的改變，但機長仍能完全控制飛機。你會感受到安全帶的束縛。

▸ 重度亂流會造成飛行高度和飛行姿態突然大幅度改變，你會感受到被壓向安全帶的強烈力道。

▸ 嚴重亂流會造成飛機嚴重的晃動，讓機長無法控制，可能導致機身結構的損害。

▸ 重度和嚴重亂流皆可能造成飛機重大損害，如果高度突然下降的程度增加機翼的負載係數，超過了飛機的極限，機翼和其他表面部位可能會被折斷並與機身分離。

哭鬧的孩童

1 移動位置。

離哭鬧的孩童越遠越好。如果孩子從登機時就開始哭鬧，快速檢視可能的空位，並且立刻跟空服員表示你想要換到該空位。一聽到機艙關閉通知，立刻移動。這策略也有其風險，你可能會被困在中間座位，或是坐位前方乘客非常喜歡將椅子放躺，靠近廁所的位置常會有人流走動，或是坐在剛吃完洋蔥三明治的乘客旁邊。

2 戴上耳機。

降噪或一般耳機皆有助於降低幾排之外的孩童尖叫聲，但如果孩子在你附近，這方法可能就沒效了。如果沒有耳

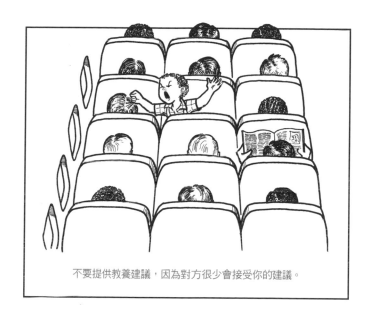

不要提供教養建議，因為對方很少會接受你的建議。

機，付些微薄的費用，空服員會給你廉價耳機。記住，耳
罩式比耳塞式耳機更有效。

3 製作耳塞。

咀嚼三到四片口香糖，完全嚼軟後揉成兩顆圓型口香糖球
大小的圓球，重新包入鋁箔包裝紙中。將臨時耳塞放入耳
朵口，但不要塞入耳道，並且注意不要讓頭髮靠近口香糖
耳塞。

4 使用充氣頸枕。

將 T 恤放在頭頂，兩側自然垂在耳朵旁。拿一個頸枕，直立地放在頭上，將頭頂塞入 U 形凹陷處，讓靠枕夾在耳朵旁，固定 T 恤的位置。閉上你的雙眼，想像身處在自己的快樂小世界。

5 考慮喝幾杯酒。

幾杯烈酒或調酒能幫助你快速入睡。

不要提供教養建議。對方很少會接受你的建議。

喜歡將座椅放躺的乘客

如果前座的乘客將椅背完全放躺，請採取以下動作。

1 好言相勸。

輕拍對方的肩膀，禮貌地詢問對方是否能將椅背升高。詢問的同時不忘移動身體，將膝蓋抵住對方的椅背（如果

對方還沒升高椅背的話），以表達你的極度不舒服。

2 好言相勸外加善意謊言。

詢問對方時，說明你剛經歷膝蓋手術，現在還在恢復期，而對方的椅背擠壓到你的膝蓋骨讓你痛到快暈過去。最好給對方看你的（假）手術疤痕。

3 商借一個孩子，讓他坐在大腿上。

將別人的孩子放在自己的大腿上，接著詢問前方乘客。椅背升高後，再將孩子歸還。

4 偷偷將椅子移動回去。

前方乘客去洗手間時，趁機到他的座位按下按扭，稍稍將椅背扶正（不要完全扶正，不然對方會發現，立刻再度將椅背放低）。如果對方的座位不靠走道或旁邊有旅伴，你需要製造機會轉移他們的注意力。試著在該排座位附近的走道上弄翻一杯水，趁周圍乘客轉身查看發生什麼事的時候趕快動作。

5 萬不得已，才用膝蓋頂回去。

故意用膝蓋頂撞前座的椅背，清楚表達你的不舒服。這個方法可能讓對方升起椅背，但如果對方喝了酒，也有可能大打出手。喜歡將椅背完全放趙的人必定熟知這項策略，

通常寧願忍受偶爾遭膝蓋頂撞背部，也要享受完全放躺椅背的舒適感。

6 請不要將自己的椅子完全放躺。

這樣做無法保護你的膝蓋不受前座放躺椅背的壓迫，而且只會讓問題更嚴重。

你可以上網搜尋為了防止前座椅背放低而特別設計的裝置，但有些航空公司不會允許你帶上飛機。

飛機上有蛇

1 不要大叫。

雖然蛇無法「聽見」聲音，但牠對環境非常敏感，牠的內耳能將聲波傳送到腦部，並將聲波轉成震波。大叫可能會驚擾到蛇，讓牠更具攻擊性。

2 抬高雙腳。

蛇需要溫暖的物品來幫助牠調節體溫。牠的天性驅使牠離開飛機上的陰冷處，包括地板和任何接觸地板的金屬物品，朝向較溫暖的地方移動，像是乘客身上或是（提供餐點的國際線航班）廚房烤箱。

3 打開閱讀燈。

許多溫馴無毒的蛇類在大白天可以看得很清楚，然而三角形扁頭的毒蛇（例如響尾蛇和蝮蛇）具有紅外線感知能力，能夠偵測體溫，讓牠們即使在漆黑的環境也能照樣爬行並攻擊。昏暗的燈光只會增加你在機艙內行動的難度，對這些蛇卻沒有影響。

4 放下餐桌。

餐桌能提供堅固的表面讓蛇攀爬。

5 小心移動。

如果你需要離開或回去你的座位，最好放輕動作。蛇如果感受到任何具有威脅性的突發動作或迅速移動，牠會以毫秒的速度立刻反擊。

6 不要抓蛇的尾巴。

蛇會立即轉頭咬住抓牠尾巴的手。你絕對沒辦法在蛇咬到

你之前就抓住牠的尾巴，並且把牠甩到另一排座位。

7 讓蛇爬過或爬上你的身體。

如果你沒辦法逃離，當蛇或蛇群要爬過你的身體到另一排座位時，你的最佳選擇是保持靜止不動。

8 支撐著蛇。

蛇如果感覺到舒適、安全的話，就不太會進行攻擊。一旦蛇爬上你的身體，小心支撐住牠的重量，避免牠掉下來。就算牠看起來要掉下來了，也不要突然拉住牠，只要撐住牠盤在你身上的其他部分，讓牠自行移動。例如慢慢將你的手臂放在餐桌，讓蛇爬上去。

如何捕捉蛇

你可以將蛇誘捕到洗手間或頭上的行李置物櫃。請注意，這是蛇的天性，牠們本來就會往這些區域移動。如果安全許可的話，打開頭上的行李置物櫃和洗手間的門，等蛇爬進去之後立刻關上門。

如何開鎖進入車子

開鎖的方法必須視車子的廠牌和型號而定。最近二十年來出廠的車子大多已經換成遙控的加密電子晶片鎖，然而這些車子還是有手動的機械操控系統，以防電子裝置故障時無法使用。使用直立式按鈕鎖的車子是最容易打開的。這些按鈕鎖直立突出於車窗窗台上，可以輕易地用衣架或開鎖工具打開。突出於車門外側的水平鎖在門板內部連接著連桿鎖，如果沒有特別的工具會很難開，但這種鎖還是打得開的。

當然，我們假定你是忘了帶或不小心弄丟了鑰匙，必須開鎖進入自己的車子。

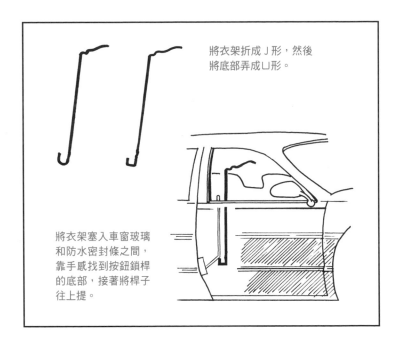

將衣架折成 J 形，然後將底部弄成∪形。

將衣架塞入車窗玻璃和防水密封條之間，靠手感找到按鈕鎖桿的底部，接著將桿子往上提。

只有衣架的時候

1 拿一個衣架，折成 J 形。

2 將 J 形的底部弄成∪形，邊長大約 4 到 5 公分。

3 將衣架塞入車窗玻璃和防水密封條之間。
靠著手感和反覆嘗試，用衣架的∪形部位尋找按鈕鎖桿底部，然後將鎖桿底部往上一提就能打開門。

有開鎖工具的時候

車門鎖的開鎖工具是一片薄彈簧鋼片，一邊有凹形槽口，這樣的設計能輕易地將鎖桿上提，或向側邊移動。因應不同型號的車子，開鎖鋼片會有各種長度和厚度，可以從網路上購買，汽車材料行通常也有販售。

1 輕輕將開鎖工具塞入車窗玻璃和防水密封條之間。

有些車子的門板內部只有 0.5 公分寬的空間，必須小心地

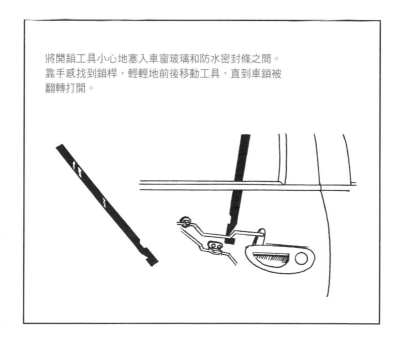

將開鎖工具小心地塞入車窗玻璃和防水密封條之間。
靠手感找到鎖桿，輕輕地前後移動工具，直到車鎖被
翻轉打開。

塞入鋼片，並且耐心地慢慢移動。

2 不要為了找到鎖桿而用力移動工具。

用力移動可能會破壞鎖桿；如果是電子鎖的話，還有可能
會扯斷車門裡的電線。

3 將工具前後移動，直到勾到鎖桿。接著輕輕地將鎖桿前後
移動，直到車鎖翻轉打開。

新型號的車子在車門裡可能都裝有薄鋼片，防止開鎖工具
的使用。現在所有車子的車門內幾乎都塞滿線路和氣囊，
用開鎖工具時要特別小心，不然可能會造成重大損失。

如何開車鎖

現在的新車車鎖不再使用彈簧和鎖簧，而是類似的葉片
（wafer）或滑片（slider）。葉片鎖的原理是利用鑰匙上
角度不同的凹槽和「牙花」，來旋轉對齊鎖芯中的葉片。

滑片鎖的鑰匙兩面中間有彎曲的凹槽，像蛇形圖案一樣順著鑰匙延伸。

葉片鎖可以用和原鑰匙同等長度的「鯊魚劍」（jiggler）或特製的金屬耙（rake）打開。或是利用傳統的開鎖器（pick）和扭力扳手（tension wrench），也可以打開上述兩種鎖。開鎖時，利用開鎖器將鎖芯裡的葉片或滑片對齊，再用扭力扳手轉動鎖芯外筒；同理，你也可以用一邊有波浪狀的細髮夾來移動葉片，再用迷你六角扳手轉動鎖筒。網路上有販售特製的車鎖開鎖組，但請記得，大部分的車鎖都比門鎖更難開。很多車鎖會加上小遮板，讓開鎖過程變得更加困難。

1 將髮夾或開鎖器伸入鑰匙孔上部，扭力扳手伸入鑰匙孔下部，持續且輕微地轉動。

這是唯一能辨識葉片或滑片是否有對齊的方法。大多數的鎖芯裡頭都會有五個葉片（表示鑰匙上會有五個角度不一的凹槽）。

2 轉動扳手並且感受力道，同時移動髮夾來推動葉片，直到感覺鎖芯慢慢轉動。

使用同一個製造商但不同型號車子的鑰匙可能會有用。這
個技巧常用於舊型汽車，但你會需要一把橡膠槌，將鑰匙
敲入鎖芯，讓葉片對齊。

開車時如何迅速地
U 形迴轉

從 R 檔開始

1 將一隻手放在方向盤 6 點鐘位置，另一隻手打 R 檔。

2 選定前方一個直視可見的目標。

眼睛盯著該目標，開始倒車。

3 猛踩油門。

踩住油門，從一數到三。

4 打 N 檔，同時將握著方向盤的手迅速轉 3/4 圈。

確保有足夠的速度和動能使汽車迴轉，但時速不要超過 70 公里，否則會有翻車的危險。將方向盤向左轉圈，車身會繞順時針轉；方向盤向右轉圈，車身則繞逆時針轉。

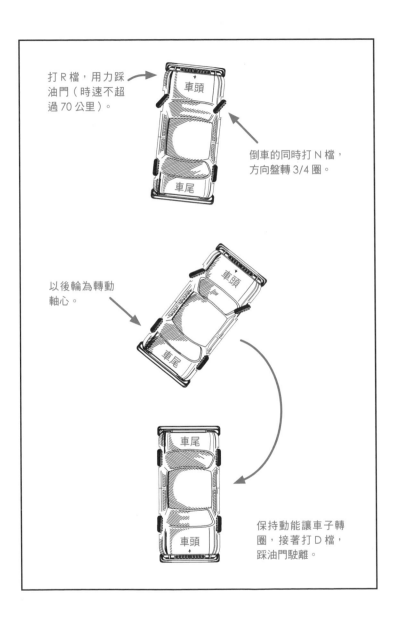

打 R 檔，用力踩油門（時速不超過 70 公里）。

倒車的同時打 N 檔，方向盤轉 3/4 圈。

車頭

車尾

以後輪為轉動軸心。

車頭

車尾

車尾

車頭

保持動能讓車子轉圈，接著打 D 檔，踩油門駛離。

5 當車子轉 180 度，打 D 檔，踩油門駛離。

從 D 檔開始

1 將車子加速到適當的速度。

車子前進時加速到適當的速度，如果時速超過 70 公里會有翻車的危險。

2 將車子打到 N 檔。

這應該會讓前輪停止轉動。

3 腳放開油門，將方向盤稍微往左或右轉一點。

4 急拉手煞車，同時快速地將方向盤往剛剛的相反方向轉 1/2 圈。

5 當車尾迅速轉向時，將方向盤轉回到原本的位置。

6 放掉手煞車，打回 D 檔。

7 踩油門，朝你一開始來的方向駛去。

▸ 車子前進時要進行 U 形迴轉的困難度較高，因為車子
　的後半部較輕，轉向時較難控制；車子的前半部較重，
　比較容易迴旋轉向。

▸ 要想成功且安全地快速迴轉，路面的狀態非常重要。路
　面如果沒有足夠的摩擦力（例如泥土、泥巴、沙石或冰
　面），車子很容易失控打滑並發生擦撞。

▸ 潮濕的道路讓迴旋轉向的動作變得更簡單，但也會讓車
　子變得難以控制。

如何用車撞開另一輛車

撞擊車輛讓它離開你的行徑路線，不是一件簡單安全的
事。但如果你需要進行這個動作，有些比較安全的方法。
最好是撞擊障礙車輛的最尾端，大約在保險桿前 30 公分
的地方，因為車尾比較輕也比較容易移動。

1 可以的話，先停用安全氣囊。

車體衝撞時，安全氣囊會充氣爆開，暫時擋住你的視線，
但很快就會消氣了。

2 繫上安全帶。

3 時速至少 40 公里。

不需要開太快，中低速比較好控制車輛的狀況，在靠近另
一輛車時也不需要特別減速。

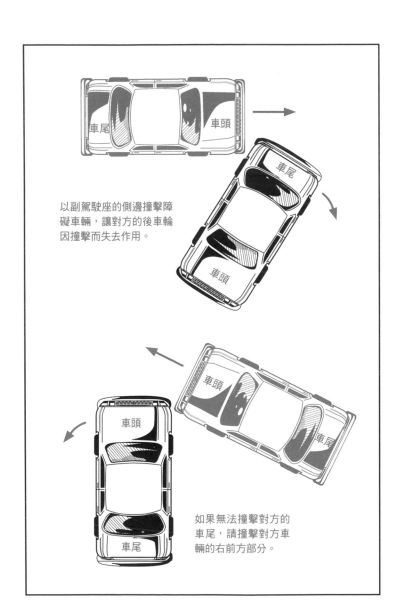

以副駕駛座的側邊撞擊障
礙車輛,讓對方的後車輪
因撞擊而失去作用。

如果無法撞擊對方的
車尾,請撞擊對方車
輛的右前方部分。

4 撞擊前加速。

踩油門，讓時速超過 50 公里。

5 以副駕駛座的側邊衝撞障礙車輛的後車輪，大約從 90 度角撞擊。

撞擊時，兩車之間的角度應該要垂直，或越近垂直越好。

6 如果無法撞擊障礙車的後方，請撞擊該車前方的角落。

避免直接撞擊障礙車輛的側邊，因為這麼做不會讓該車離開你的行車路徑。

7 踩油門，繼續往前移動。

障礙車輛應該會迴旋轉向，遠離你的行車路徑。

專家建議

▸ 如果安全氣囊打開，較新型的車子會自行啟動安全裝置，將引擎熄火。通常只要先關掉點火系統（轉動鑰匙或引擎開關）之後再開啟，車子就能正常啟動。

▸ 撞擊車尾也能讓車輛失去作用。對方後輪損毀的話，你就有足夠的時間擺脫追逐。

如何設法從撞車中生還

1 及早煞車，並且持續踩著煞車。

突然減速是造成大多數車禍人員死傷的主因。在撞擊前能將速度減到越低，你生還的機會越高。

2 身體往椅背靠著坐穩。

在撞擊的那一瞬間，你離安全氣囊越遠，氣囊的緩衝效果越好。安全氣囊充氣的那一瞬間力道最大。

3 繫緊安全帶。

安全帶可以將你固定在位置上，讓你在突然減速或遭遇撞擊時不會被拋飛出去。

4 手腳遠離安全氣囊。

安全氣囊充氣時可能對人員的四肢造成嚴重傷害。對駕駛來說，大拇指和前臂最好遠離方向盤裡的氣囊；對副駕駛

座的乘客來說，手臂和腿離儀表板越遠越好。

5 避免側邊撞擊。

與車頭和車尾（撞擊緩衝區）相比，位在側邊的副駕駛座乘客受到的保護較少，而且經常沒有足夠的安全氣囊。如果無法避免撞車，從車頭撞擊能在你與其他車輛或物體之間提供更多的緩衝距離。

6 緊急轉彎，但只能在低速狀況下進行。

車輛高速行進時突然轉動方向盤，會使車子猛然轉向，而突然轉向後再修正方向可能會導致翻車，所以請不要貿然嘗試。唯有當車速減至時速 60 公里以下才可以急轉彎。

7 方向盤往右轉。

如果即將迎面撞擊，踩下剎車並將方向盤轉向右邊。向左轉可能讓你避掉一開始的撞擊，但你可能會面臨被後方來車追撞的風險。

8 瞄準草地。

減速的同時設法讓車子離開道路，最好移動到摩擦力大、有助於控制方向的地面。盡量避開無法移動的物體，像是樹木等。

専家
建議

▸ 避免在星期五、六的午夜至凌晨兩點開車,因為其他駕駛可能精神不濟。

▸ 避免行駛在洲際公路的左線道上,特別是晚上的時候,因為開錯方向的駕駛通常都行駛在此線道上。

如何逃離沉入水中的車子

1 一掉進水裡就立刻開窗。

這是你最好的逃脫機會，因為水壓會讓車門變得十分難打開。為了安全起見，不論何時，行駛在靠近水域的地方都應該開著窗，行駛在冰上也要稍微開窗。打開窗戶，水才能進來，平衡內外壓力。一旦車內外的壓力達到平衡，門就容易打開了。

2 打破車窗。

車子進水時，一開始電動車窗還能運作，直到車子的電子操作系統被水浸濕後大概就動不了了。如果窗戶打不開，用腳踢或用尖銳物品打破車窗。要打破強化玻璃，最好利用尖銳的小點接觸，像是使用安全帶扣環的金屬邊緣敲擊，記得瞄準玻璃的邊緣而非中央。

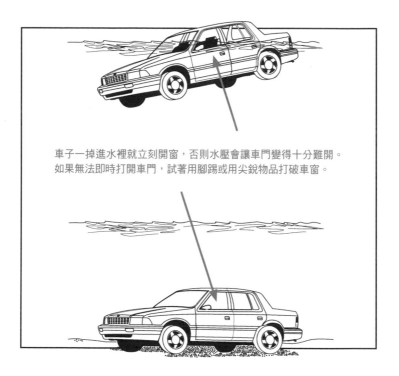

車子一掉進水裡就立刻開窗，否則水壓會讓車門變得十分難開。
如果無法即時打開車門，試著用腳踢或用尖銳物品打破車窗。

3 盡快逃離。

趁車子還浮在水上時盡快離開車子。車輛能夠漂浮水上的
時間要看車型，從幾秒鐘到幾分鐘都有可能。車子氣密的
程度越高，浮在水上的時間越久。然而後車廂和駕駛座內
的空氣很快就會排出，一旦車子墜落水底，車裡不太可能
留有空氣泡泡。引擎在車頭的車子會以相當前傾的角度沒
入水中，如果水深達 5 公尺或更深，車子很可能會翻面，

車頂朝下沉入水底。

4 如果被困在車裡，等到車內完全進水。

不要驚慌失措，保持冷靜，等待車子開始進水。當水上升到你的頭部，深呼吸一口氣，憋氣。當車內外的水壓達到平衡時，你就能打開車門，游出水面。

如何避免弄破冰層

▸ 小客車和輕型卡車需要至少 20 公分厚、透明、扎實的冰層，才能安全行駛於上。

▸ 避開在雪季初期或末期的時段行駛於冰層之上。

▸ 若車輛長時間停在冰層之上，會讓車輛下方的冰層弱化變薄。

▸ 車輛不該並排行駛或並排停放於冰層之上，最好拉開間隔距離。

▸ 從適合的角度跨越冰層上的縫隙，並且緩慢行駛。

▸ 一般來說，新的冰層會比舊的冰層來的厚實。

- ▶ 相較於融雪再結凍的冰層，以及從裂縫滲水再凍結的冰層，湖水或溪水直接結凍的冰層更為堅固。

- ▶ 若冰層上覆蓋了一層雪，可以隔絕溫度，使冰層的結凍過程變慢。然而雪的重量也會降低冰層的承載力。

- ▶ 靠近岸邊的冰層最為薄弱。

- ▶ 河流冰層一般比湖泊冰層薄弱。

- ▶ 河口很危險，因為靠近河口的冰層很薄弱。

火車出軌時該如何自保

1 注意聽火車鳴笛聲。

如果火車前端即將撞上某目標，你可能會聽到一連串重覆短促的鳴笛聲，警告火車即將接近。這時你只有數秒鐘的時間能做出反應。

2 不要跳車。

你比較有可能因為軌道上的障礙物而受傷，而非因撞擊而受傷。

3 坐回乘客車廂的座位上。

盡快離開餐車、洗手間或車廂之間的連接走道，這些區域在遭受撞擊時更容易對人造成傷害。如果你正躺在臥鋪包廂裡，請待在原地。若時間允許，請盡量往車廂後段（或火車後段）移動。如果是推拉式火車（前後皆有火車頭），後端的火車頭能變成「錨」幫助火車減速，比中間

段的乘客車廂更穩固。

4 尋找有「開啟裝置」的窗戶。

火車的窗戶通常極為堅固，玻璃有防碎裂功能，也是救難人員唯一能接近你的缺口。選擇座位旁邊有「開啟裝置」的窗戶，就是一個包裹橡膠墊圈的把手，可以在緊急情況下開啟窗戶。

5 做好撞擊準備。

讓身體低於座位頭墊的高度，用衣物或毯子保護頭部，準備迎接撞擊。如果乘客車廂的座位沒有安全帶，記得抓緊座位把手。

6 手風琴效應。

撞車時，火車軌道和道床會吸收大部分的撞擊力道。在多數情況下，密著式連結器會吸收水平的撞擊力道，使車廂保持直立。然而移動中的火車無法立即停止，乘客車廂最後可能會曲折成之字形，稱為「手風琴效應」。你可能會感受到車廂移動或向側邊滑動。

7 等待火車停止移動。

檢查自己以及其他乘客的傷勢。

8 檢查煙霧。

柴油動力火車遭受撞擊時，可能會有起火的風險。滅火器通常在車廂前後兩端，若需要時要知道該如何使用。

9 聆聽指示。

現場若有列車長或列車員工，請依照他們的指示行動。

10 必要時緊急疏散。

如果列車起火或進水，盡快爬出窗戶，離開車廂。列車上的電力動力系統可能會引發電擊，跟高壓電一樣危險，不要自以為列車的電力已經中斷就掉以輕心。

專家
建議

遠離左右的平行軌道。可能會有火車經過事故地點，而該火車不一定有辦法即時減速或停止。

被活埋時如何逃出生天

1 節約使用空氣。

如果被埋在一般的棺材，裡頭的空氣可以讓你繼續呼吸最多一到兩小時。深呼吸，閉氣越久越好，再接著吐氣。不要呼吸之後立刻吞下空氣，會導致換氣過度。不要點燃火柴或打火機，因為燃燒會迅速消耗氧氣。如果有手電筒，請使用它。不要大叫，大叫只會導致驚慌失措，使心跳加速、呼吸急促，讓空氣消耗得更快。

2 用手按壓棺蓋。

廉價的合板棺材或回收紙板棺材較有彈性，容易打穿。如果你感覺到棺蓋有鬆動的跡象，接著進行第三步驟。金屬或硬木棺材是無法穿透的，在這樣的狀況下，你唯一的希望是發出救援信號。使用金屬物品（戒指、皮帶頭、錢幣、保溫瓶或筆）敲打信號，示意你還活著。在棺蓋上敲

打 SOS 國際求救信號：三聲急促敲擊，接著三聲慢速敲擊，再三聲急促敲擊。重複求救信號直到有人聽見。

3 脫掉你的襯衫。

雙臂在胸前交叉，接著打開交叉，手肘彎曲，右手搭右肩，左手搭左肩。拉高上衣，從肩膀往頭上移動，上半身盡量撐起直立（在空間允許範圍內盡量直立），然後將上衣從頭上拉起脫掉。

4 將襯衫的下方打結。

讓上衣只有在領口有大開口，就像袋子一樣。

5 頭穿過襯衫頸部的洞。

將上衣套在頭上，打結處應該在頭頂位置。這麼做能讓你在打破棺蓋時不被鬆動土石掩埋而窒息。

6 打破棺蓋。

用腳踢棺蓋，這時廉價的棺材可能早因為上方土石重量而裂開，你能更輕易破壞棺蓋。用手腳打破棺蓋，讓上方的土石滑入棺材。

7 用手將落下的土石推向腳邊。

你的雙腳下方，也就是棺材底部應該還有些空間。當土石

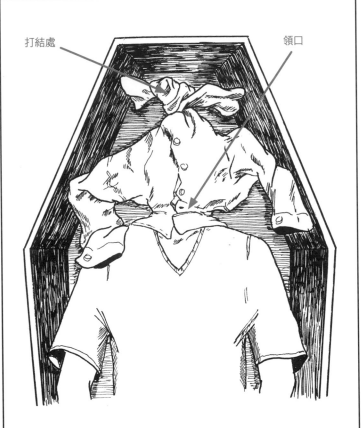

打結處　　　　　　　　　　　　領口

製作上衣頭套，讓你不至被鬆動的土石掩埋而窒息。

滑落時，動作快速但平穩地將土石推往腳邊的空間。當腳邊空間被填滿後，將土石推到身旁兩側。記得維持緩慢且規律的呼吸。

8 起身坐直。

當你坐起身，鬆動的土石會滑落到你起身後的空位。持續將土石推往棺材內，直到你能站起來為止。

9 站立起身。

一旦能夠站起來，應該就能夠將上方的土石往上並且往外推開。把土石撥開，你應該就能爬出棺材了。

專家
建議

▸ 最近才剛下葬的棺材上方覆蓋的土石比較鬆軟，相對容易挖開。

▸ 要從暴風雨中下葬的棺材逃出來比較困難，因為潮濕泥土的紮實重量讓人難以挖掘。

▸ 土壤中的黏土成分越高，越難逃脫。

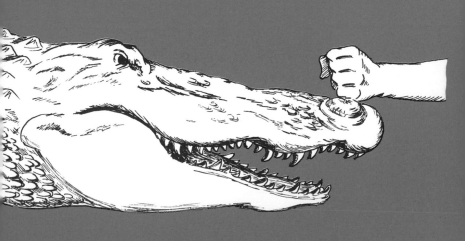

第二章

尖牙與利爪

如何在蛇吻下逃過一劫

如何處理蛇咬的傷口

1 用肥皂和清水沖洗傷口。

2 固定被咬傷的部位，讓傷口低於心臟。
這麼做能減緩毒液擴散。

3 盡快就醫。
醫院應該有辦法治療所有的蛇類咬傷，除非你願意以性命做賭注，賭咬你的蛇沒有毒。美國每年約有八千起遭毒蛇咬傷的案件，只有九到十五名患者死亡。不論是被那一種蛇類咬傷，都應該緊急送醫治療。

4 綁上繃帶。
立刻在傷口上方 5 到 10 公分處綁上繃帶，盡量減少毒液

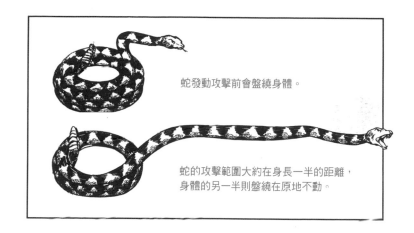

蛇發動攻擊前會盤繞身體。

蛇的攻擊範圍大約在身長一半的距離，身體的另一半則盤繞在原地不動。

擴散。但繃帶不能緊到阻斷靜脈或動脈的血液流動，最好維持能塞入一根手指的鬆緊度。

5 用吸引器吸出毒液。

如果你手邊剛好有急救用的吸引器，遵照以下的指示：將吸引器的橡膠杯置於咬痕上，不用切開傷口，直接吸出毒液。千萬不要用嘴吸出毒液，如果毒液殘留在你的嘴裡，有可能會從任何微小的傷口進入你的血管中。

千萬別做以下動作

▸ 不要在傷口放置冰塊或任何降溫的物品，這會讓吸出毒

液變得更加困難。

- ▸ 不要將繃帶或止血帶綁得太緊。如果使用不當，止血帶可能會阻斷血流，導致四肢末端的組織受損。

- ▸ 不要為了吸除毒液而切開傷口，這麼做可能會讓傷口受到感染。

專家
建議

- ▸ 毒蛇不容易辨認，此外，有些無毒的蛇身上會帶有類似毒蛇的花紋。避免蛇吻的最好方法就是遠離所有的蛇類。除非你能百分之百確定眼前的蛇沒有毒，不然就該將牠們當做是毒蛇，謹慎應對。

- ▸ 即使被無毒的蛇咬傷也需要接受專業治療，因為傷口可能會產生嚴重的過敏反應。有些響尾蛇的毒液帶有神經毒素，會影響人的大腦或脊髓，造成癱瘓。

如何掙脫蟒蛇的纏繞

蟒蛇與蚺和毒蛇不同，並非以注入毒液的方式殺死獵物，
而是用纏繞的方式勒緊獵物。牠們會用身體一圈圈盤繞，
越束越緊，直到獵物死亡。

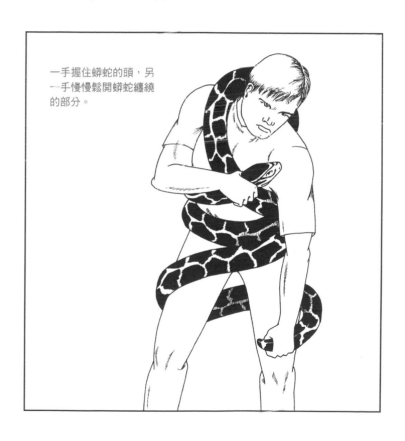

一手握住蟒蛇的頭，另
一手慢慢鬆開蟒蛇纏繞
的部分。

1 慢慢移動。

　　猛力晃動蟒蛇只會讓牠纏繞得更緊，但也不要裝死或靜止不動，因為蟒蛇在獵物死亡後也不會立即鬆開。

2 控制蛇頭。

　　用一手握住並固定蟒蛇的頭。

3 解開盤繞。

　　用另一隻手握住蟒蛇的尾巴，扳開蟒蛇纏繞的部位。

4 重擊蛇頭。

　　如果蟒蛇越纏越緊，讓你無法逃脫，用力重擊蛇頭的中央，敲昏牠，然後趕緊鬆開纏繞部位。

專家
建議

> ▶ 蟒蛇與蚺能長到 6 公尺長，纏繞的力道足以殺死成人，孩童更是牠的囊中物。

> ▶ 多數蟒蛇發動攻擊不是為了吃人，而是為了安全逃離。

如何避免遭受攻擊

▸ 不要靠近、踩踏、嘗試移動或殺死蛇。

▸ 如果遇到蛇，慢慢往後退，遠離牠。蛇可以在瞬間發動攻擊，攻擊範圍可達其身長的一半，而有些蛇能長到 2 公尺或更長。

▸ 在山區健行時，要穿著厚實的皮靴與長褲。

▸ 走在有標示的道路上，不要隨意偏離。

▸ 蛇是冷血動物，需要陽光調節體溫，常會躺在溫暖的岩石上或有陽光照射的地方。請注意並避開這些地方。

如何擊退鯊魚

1 保持冷靜。

如果鯊魚靠近你，牠可能只是好奇。大型鯊魚基本上是不動聲色的掠食者，通常在攻擊之前是不會現身的。

2 攻擊眼睛或鰓。

如果鯊魚攻擊你，用你手邊任何東西──相機、探針、魚叉槍或拳頭──敲打鯊魚的眼睛或鰓，這些部位對痛覺相當敏感。

3 重覆快速地猛烈攻擊。

鯊魚通常只會在佔盡優勢的情況下持續攻擊，所以你可以用任何方法虛張聲勢，讓鯊魚產生猶豫，這麼做可以提高你的生存機會。跟一般認知的相反，你該攻擊鯊魚的眼睛或鰓（除非你碰不到）而非鼻子。用力戳或敲打鯊魚，就是在警告牠你有反擊的能力。

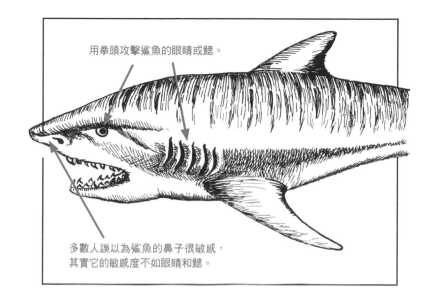

用拳頭攻擊鯊魚的眼睛或鰓。

多數人誤以為鯊魚的鼻子很敏感，
其實它的敏感度不如眼睛和鰓。

如何避免遭受攻擊

- 團體行動。

  鯊魚喜歡攻擊落單的人。

- 不要離岸邊太遠。

  落單又遠離岸邊，會讓救援更加困難。

- 避免在天黑或清晨光線不明時下水。

  此時的鯊魚最為活躍，而且牠在暗處具有感官優勢。

- 如果你有開放性傷口或月經來潮，請不要下水。
  鯊魚會被血液的氣味吸引，牠的嗅覺十分靈敏。

- 不要穿戴閃亮的首飾。
  首飾的反光與魚鱗的光澤很相似。

- 遠離已知的汙水或流水排放區域，以及有遊釣者與專業漁
  民作業的水域，特別是在有人使用餌魚或餵食活動的情況。
  若看到海鳥群聚並重複潛入水中，該區很可能就有上述情
  形發生。

- 如果水質很混濁，要特別謹慎。
  避免露出不均勻的曬痕或穿著亮色衣物，因為顏色的對比
  色差對鯊魚來說看得特別清楚。

- 如果鯊魚出現在你面前，可能只是好奇而非掠食。
  鯊魚有可能出現一下就游走，沒打算攻擊你。如果遇見正
  在掠食的中小型鯊魚，你仍有機會保護自己，全身而退。

- 潛水者應避免仰躺在水面。
  潛水者在鯊魚看來就像牠平常掠食的獵物，而漂在水面上
  的人是看不到鯊魚靠近的。

● 對於時常造訪海洋水域的人來說，鯊魚攻擊是潛在的危險，但也必須客觀看待之。

每年因蜜蜂、黃蜂和蛇類攻擊死亡的人數遠多於鯊魚，而在美國，被閃電擊中致死的機率是鯊魚攻擊的三十倍。

三種常見的鯊魚攻擊模式

「打帶跑」攻擊：這種攻擊模式最常發生在衝浪區，以泳客與衝浪者為目標。受害者幾乎看不到攻擊的鯊魚，牠會猛咬一口或造成撕裂傷口，然後頭也不回地游開。

「先撞後咬」攻擊：鯊魚一開始會先繞著目標游動，而且時常在開始攻擊前衝撞受害者。這類攻擊通常發生在深水區域，受害者多為潛水者或泳客，但也曾發生在靠近海岸的淺水海域。

「潛行」攻擊：這種攻擊無法事先預警。鯊魚經常以「先撞後咬」與「潛行」的方式重覆攻擊，持續追咬更是常態。這類攻擊的傷口通常相當嚴重，經常造成死傷。

▸ 多數鯊魚攻擊案件都發生在靠近海岸的水域，特別是在沙洲與海岸之間。鯊魚可能會在此覓食，但因退潮而受困其中。

▸ 有險峻陡降地形的海岸也有可能發生鯊魚攻擊。因為鯊魚的獵物常聚集在這類海岸，吸引牠們在此聚集。

▸ 衝浪者和用魚槍打漁的漁民最容易遇上鯊魚攻擊。衝浪者會冒險進入海浪後方，尤其是定點起浪的區域，一過了起浪點水位會快速變深，風險更高。漁夫則是必須冒險在鯊魚掠食的水域捕魚。

▸ 幾乎所有大型鯊魚，尤其是身長超過 180 公分的鯊魚，對人類來說都具有危脅性。其中三種最有可能攻擊人類，包括大白鯊（*Carcharodon Carcharias*）、虎鯊（*Galeocerdo cuvier*）與公牛鯊（*Carcharhinus leucas*）。這三種鯊魚分布於世界各地，體型巨大，並且捕食海洋哺乳類、海龜和大型魚類等大型獵物。

如何逃離熊掌

如何預防熊出現攻擊行為

1 站立不動。

雙眼盯住熊，以不引起注意的姿勢站直，不要蹲下或做出威脅性的動作。

2 讓牠知道自己並非威脅。

熊的天性警覺，牠們會預設遭受攻擊的可能性，同時評估人類的意圖。所以在熊面前最好用安撫的語調輕聲說話，不要表現出任何威脅性。

如果熊展開攻擊

熊可能會「作勢」攻擊，跑向你，然後停止，接著又向後

退。作勢攻擊是熊類常見的行為，其意義與目的都得視當下的情況而定，而攻擊的強度則視那隻熊所承受的壓力程度而定。

如果熊開始試探你，請做好保護自己的準備，不要等到你已經被撞倒了才意識到熊要攻擊你。

1 攻擊熊的眼睛或口鼻部位。
一旦遭受攻擊，用手邊可以構到的任何東西瞄準熊的眼睛或口鼻部位還擊。

看見熊的時候該怎麼做

▶ 大聲說話、拍手、唱歌或大聲喊叫，讓熊知道你的存在。有些登山客進入熊出沒的區域會帶著鈴鐺，總之就是讓熊聽見你，但避免直接驚嚇到牠。

▶ 讓孩童待在視線範圍內，最好在伸手可及之處。

▶ 沒人能保證和熊最靠近的安全距離為何，但肯定是越遠越好。

▶ 如果你人在車內就留在車內，不要出來，即使只是快速

地照張相也不行。關上車窗,並且注意車子不要阻礙熊橫越道路。

如何避免遭受攻擊

‣ 減少或去除身上、營地、衣物與車輛內的食物氣味。

‣ 煮飯時穿著的衣物不要穿著睡覺。

‣ 謹慎收好食物,讓熊無法聞到或拿到。

‣ 帳篷內不要放食物——連一條巧克力棒也不行。

‣ 收好、密封並帶走所有的垃圾。

‣ 小心處理並收納寵物食品,就像處理人類的食物一般。

‣ 所有的熊都該被視為威脅,見到就該立刻閃避。而以下三種情況會讓熊比平常更危險:

- 保護幼熊的母熊
- 習慣吃人類食物的熊
- 看守獵物的熊

所有的熊都具有危險性，但以下三種情況的熊特別危險：

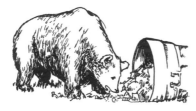

習慣吃人類食物的熊

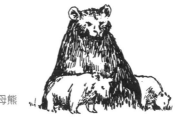

保護幼熊的母熊

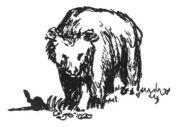

看守獵物的熊

- ‣ 不要為了躲熊而爬到樹上，因為熊是爬樹高手，能輕而易舉地追上你，而且黑熊比灰熊更會爬樹。

- ‣ 不管是上坡或下坡，熊都可以跑得跟馬一樣快。

- ‣ 熊的嗅覺與聽覺相當靈敏。

- ‣ 熊非常強壯，牠們有辦法破壞車子找食物。

- ‣ 每隻熊都有不可侵犯的「個人空間」，範圍隨著不同的熊和不同的情況而有所不同，最小可能只有 2 公尺的距離，最大也有可能寬達 300 公尺。人一旦進入此範圍就會被視為威脅，可能會引發熊的攻擊。

- ‣ 熊在看守食物和獵物時相當具攻擊性。

- ‣ 所有母熊都會保護小熊。如果帶著幼熊的母熊受到近距離驚嚇，或與幼熊分離，就有可能引發母熊攻擊。

- ‣ 任何可能使幼熊遭遇威脅的情況，都會引發母熊的攻擊，這是牠們的天性。

- ‣ 母黑熊的防禦天性是催趕幼熊上樹，自己守在樹下。

‣ 不要靠近死掉的動物屍體，那有可能是熊的食物，而牠
  們會因為看守食物而發動攻擊。

‣ 最好不要帶著狗在有熊出沒的地區健行，狗的反應可能
  會激起熊的敵意而引來攻擊。如果你的狗沒有綁繩牽，
  在山上到處亂跑，很有可能會引來一頭熊。

如何逃離山貓的攻擊

1 站立靜止不動。

如果你注意到遠方有山貓，在牠注意到你之前保持靜止不動。奔跑只會讓牠立刻注意到你。

2 觀察山貓的行為。

山貓善於近距離潛行並偷襲獵物，範圍在 5 到 10 公尺的距離之內。如果山貓在你前方，而牠的注意力放在別處，不要做任何會吸引牠注意的動作。

3 讓自己看起來更高大。

如果山貓已經注意到你，打開外套，讓自己看起來更高大。山貓不太可能攻擊比牠大型的動物。

4 不要蹲下。

堅守陣地，揮舞雙手並大聲咆哮，表現出你的防衛能力，

看到山貓不要奔
跑，不要蹲下。

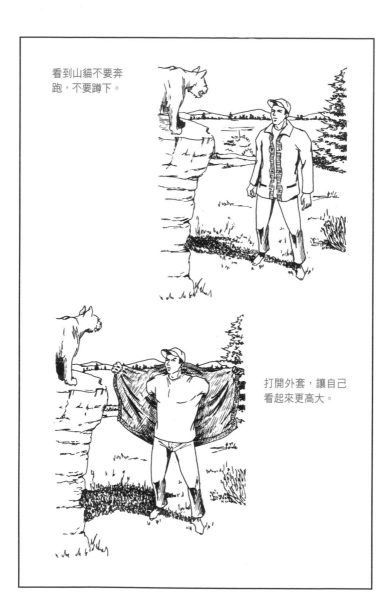

打開外套，讓自己
看起來更高大。

用盡辦法讓自己看起來更高大。如果你有手杖或任何長棍物體，握緊它，做好準備。

5 如果有孩童同行，把他們抱起來。

比起成人，山貓更有可能去攻擊移動較快、聲音又尖又亮的孩童。

6 慢慢向後退或等待，直到山貓離開。

脫險後盡快通報官方看到山貓的消息。

7 如果山貓仍對你表現出攻擊姿勢，就對牠們丟石頭。

讓山貓認為你不是獵物，讓牠知道你具有攻擊性。

8 如果遭受攻擊，請回擊。

多數山貓體型都不大，一般成人奮力攻擊的話仍有機會擊退山貓。瞄準山貓的頭部，特別是眼睛與嘴巴附近，用你的手杖、拳頭或手邊任何物品攻擊。不要蜷曲身體裝死。山貓通常會從高處跳到獵物身上，對著獵物的後頸進行「死亡之咬」，弄斷獵物的頸部，讓獵物陷入昏迷狀態。牠們也會突然猛衝撲向獵物的脖子，用力咬住，拖著獵物走。無論如何，請保護好你的脖子和喉嚨。

如何避免遭受攻擊

山貓，又名美洲獅，已知會在沒有任何徵兆或挑釁的狀態下攻擊人類。具有攻擊性的山貓會攻擊登山客，特別是孩童，很有可能造成重傷。但大多數的山貓仍會迴避人類。若不想在山貓的棲息地遇到牠們，盡量避免獨自登山，或在日出及日落時段登山，這時正是山貓活動的時刻。

專家
建議

▸ 大型貓科動物的「追逐式」攻擊，主要目標是被絆倒而動彈不得的鹿或其他獵物。儘管你跑不贏山貓，但如果你人在平坦好走的地面上，而非腳陷在雪中或站在崎嶇斜坡上，快速逃跑可能是個好方法，讓山貓知道你並非受傷無法動彈的獵物。但這項策略不適用於面對山貓潛行攻擊的情況。

▸ 山貓是潛行的獵人，擅長跟蹤獵物而不被察覺。登山時最好常回頭查看身後狀況，確定自己沒有被跟蹤。

▸ 切記，山貓會爬樹。牠可能會追著獵物上樹。

如何逃離與鱷魚的纏鬥

1 擁抱牠。

如果鱷魚將你咬住，你必須阻止牠搖晃或翻滾；鱷魚的這些動作會撕裂獵物，對你的身體組織造成嚴重傷害。如果你在陸地上（在水裡也可嘗試，但會比較困難），試著將沒被咬住的身體部位環繞在鱷魚身上，就好像你在擁抱牠，這會讓鱷魚難以搖晃或扭動，或是讓牠更難以游泳把你帶走。這樣的舉動也會讓鱷魚覺得口中的獵物比牠原本想像的更大，讓牠興起放棄的念頭。

2 用力掙扎。

如果鱷魚覺得獵物比預想的更難應付，牠很有可能會放棄攻擊。掙扎的動作會讓牠明白你有能力抵抗。

3 敲打口鼻部位。

如果鱷魚的嘴巴仍緊咬著你（例如你的四肢），用力敲打

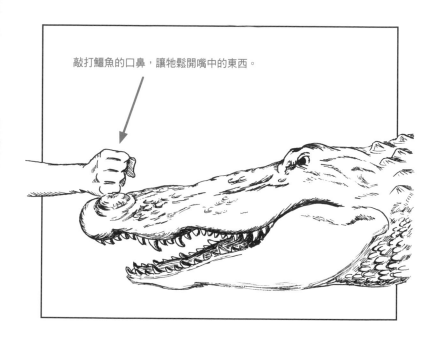

敲打鱷魚的口鼻，讓牠鬆開嘴中的東西。

牠的口鼻。有些鱷魚可能會鬆開嘴巴，丟下緊咬的東西然後離開。

4 瞄準眼睛與鼻子。

如果鱷魚依舊不肯放棄，用你能拿到的任何東西，或是用你的拳頭當武器，攻擊牠的眼睛和鼻子。鱷魚非常擅長對付大型又強壯的動物，牠全身的鱗片就像鎧甲一樣，而牠的眼睛與鼻子是你唯一能夠攻擊的軟組織。

5 持續掙扎。

你也許注意到，鱷魚會為了保護眼睛而眨眼或往後退縮，這時就要更用力戳、捶打或拍擊眼睛周圍。

6 立刻就醫治療。

就算運氣好，只有小傷口或瘀青也應該立刻就醫，以免傷口感染。鱷魚的嘴巴裡有大量的細菌和病原體。

如何避免遭受攻擊

美國境內因鱷魚攻擊而死亡的案例很少，然而在非洲、亞洲及澳洲有數千起尼羅鱷與鹹水鱷的攻擊事件，造成許多人傷亡。以下建議希望你能謹記在心。

▸ 不要在鱷魚棲息的區域（在佛羅里達州，泛指所有淡水區域或任何又鹹又髒的水池）游泳，即使在淺水區戲水也很危險。這也包括高爾夫球場裡的人造水池，以及郊區住宅區的蓄水池。

▸ 不要獨自游泳或在淺水區玩耍，在冒險進入水中前一定要先視察四周。

- 在有鱷魚出沒的淡水區域溜狗時不要太靠近水邊。一般的寵物狗不了解鱷魚這種生物，而且不像貓那樣謹慎。

- 不要試圖騷擾、碰觸或捕捉任何鱷魚。

- 乘船時，不要將雙臂和雙腳伸出船外。避免從碼頭或船上丟擲未用完的魚餌或魚，尤其是在清晨或夜晚這段鱷魚覓食的時間。

- 不要騷擾鱷魚寶寶，也不要碰鱷魚的蛋。成年鱷魚會回應幼鱷的呼救並採取行動。

- 守護寶寶的母鱷會奮力保衛家園，你不會想要惹牠。

- 絕對不要餵食鱷魚。在多數攻擊事件中，攻擊的鱷魚都曾接受人類的餵食。這很重要——被餵食過的鱷魚似乎不再害怕人類，也變得更具攻擊性。餵食鱷魚在佛羅里達州與其他幾州是犯法的行為。

如何躲避殺人蜂的攻擊

1 逃跑。

如果蜜蜂開始繞著你飛或是開始叮你,不要站著不動,盡快逃離現場。

2 保護身體脆弱部位。

用衣物蓋住眼睛與鼻子,保護這些敏感部位,但要確定自己能看清楚前方的路,不要跑一跑跌倒。如果有孩童隨行,抱著他們一起跑。

3 不要拍打。

動作越大越容易招引蜜蜂,而被壓扁的蜜蜂會散發氣味,引來更多蜜蜂。拍打蜜蜂只會讓牠們更具攻擊性。

4 盡快進入室內。

蜜蜂會跟著你進室內,但牠們會因為亮光與窗戶而產生混

加速逃離蜂群。如果附近沒有遮蔽物，跑過樹叢或高草叢。

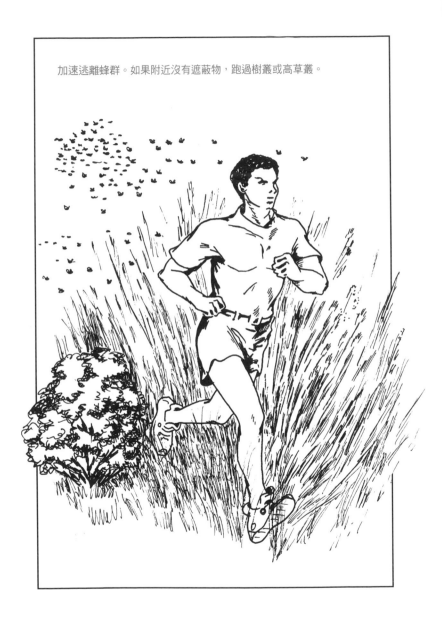

亂，導致追蹤變得困難。進入室內後，立刻躲進厚毯子或床單下，直到蜂群逐漸散去。

5 如果一時找不到遮蔽處，跑過樹叢或高草叢。

樹叢可提供暫時遮蔽，阻擾蜂群追蹤。

6 如果蜜蜂螫你，會在你的皮膚表面留下螫針。

用指甲側邊靠著螫針，把它輕輕挑起來。不要用捏的或拔出螫針，這麼做會讓更多毒液從螫針進入傷口。不要讓螫針留在皮膚上，因為螫針會持續注入毒液長達十分鐘。你也可以用鈍刀或信用卡劃過皮膚，移除螫針。

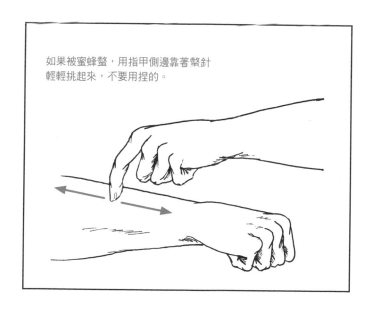

如果被蜜蜂螫，用指甲側邊靠著螫針輕輕挑起來，不要用捏的。

7 不要跳入游泳池或其他水域。

蜜蜂可能會在水面盤旋，等著你浮上來。

殺人蜂攻擊的風險

▶ 非洲蜂是一般馴化蜜蜂的亞種，其「殺人蜂」的稱號來自新聞報導中數起遭蜂螫死亡的案例。非洲蜂性情「狂野」，很容易被動物和人類激怒而變得具有攻擊性。

▶ 蜜蜂通常在春天和秋天「群聚」，為了建立新的蜂窩而大舉移動，直到找到適當的地點。建好後便開始繁衍下一代。牠們會為了保護蜂窩而不惜犧牲生命。

▶ 所有蜜蜂都會為了保護蜂窩而螫人，但非洲蜂的反應更激烈。牠們的螫針有毒，攻擊性強，數量眾多，即使對蜂螫沒有過敏的人來說也深具危險性，曾發生數起人類和動物被非洲蜂攻擊傷亡的案例。一般蜜蜂追人的距離大約 50 公尺，非洲蜂的追蹤距離則是這的三倍。

▶ 在人類被蜜蜂攻擊而死亡的案例中，多數都是因為無法快速逃離現場。動物死亡的原因也多半如此。寵物和家畜因被鍊住或被柵欄圈住，遭遇蜜蜂攻擊時無法逃離。

如何避免遭受攻擊

▸ 填補房屋外牆裂縫或樹洞，並在屋頂排水管和地面的水表箱上加蓋，避免蜜蜂築巢。

▸ 不要打擾蜂窩。如果你看到蜜蜂正在房屋附近築巢或是已經築巢，除非牠們有危害到你，或是對你的日常生活造成問題，不然請不要打擾牠們。打電話給除蟲中心，請人來移除蜂窩。如果蜂窩裡有蜜蜂，請聯絡當地的養蜂人，他們也許能幫忙重新安置蜜蜂。

專家建議

對蜂螫和蜂毒不會過敏的成人每半公斤體重能承受十下蜂螫，雖不會造成生命危險，但是會很不舒服。

面對衝撞的公牛
該如何應對

1 不要激怒公牛，不要移動。

公牛通常不太理人類，除了牠們生氣的時候。

2 如果公牛持續向你衝過來，立刻尋找安全避難處。

逃跑沒什麼用，因為公牛跑得比你快。除非你能找到一扇
開啟的門、一道可以跳過的柵欄或任何安全的避難處，請
盡全力跑過去。

3 脫下帽子、上衣或另一件衣物。

如果找不到或跑不到避難處，脫掉一件衣物來分散公牛注
意力。衣物的顏色並沒有影響，因為牛是色盲——牠們對
紅色沒有感覺，而是對鬥牛士甩布的動作有反應。

4 將帽子或上衣拋向遠處。

公牛應該會朝著你丟的東西衝過去。

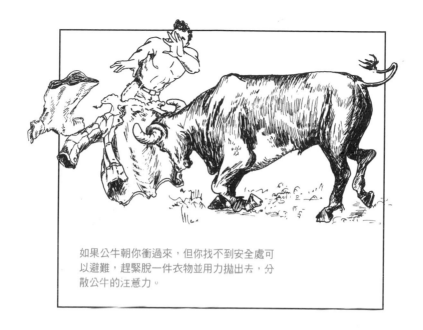

如果公牛朝你衝過來，但你找不到安全處可
以避難，趕緊脫一件衣物並用力拋出去，分
散公牛的注意力。

如果遇上一群狂奔的公牛

如果遇上狂奔的牛群，你根本沒辦法分散牠們的注意力，
你只能辨認牠們移動的方向，然後立刻閃開。如果做不
到，你唯一的選擇就是跟著狂奔的牛群一起跑，避免被踩
踏。公牛不像馬，如果你倒下了，牠們不會避開你，而是
從你身上踩過去——所以持續往前移動就對了。

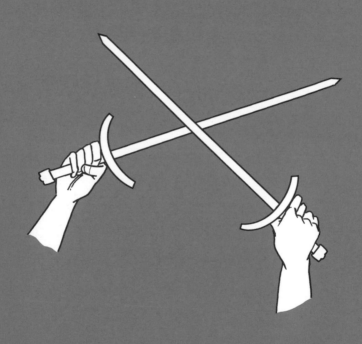

第三章

最佳防禦

如何在揮劍對決時勝出

當你的敵人揮舞著大刀或銳利的長劍，你的首要目標是控制對方的武器。如果刀劍朝你迎面而來，要懂得巧妙迴避；當對方的刀劍遠離你時，趁機進攻。記得，進攻才能贏。一個勁地閃躲、防守和移動是無法致勝的。當你手持長劍時，用劍身中段防禦，用尖端和前端 25 公分範圍的鋒利邊緣進行攻擊。

如何在撥擋的同時攻擊

1 如果右手持劍，將劍放低，前端朝向身體左側。

身體一邊往右側移動，一邊用手中的劍將對方的攻擊往右撥開。重點是用自己的劍身中段對上對方的劍身中段，而不是用劍的尖端。不要試圖抵擋或阻止對方的劍，而是用

撥開的方式讓對方的劍遠離你的身體。

2 如果對方一劍劈往你的頭部，將你的劍移動至頭頂上方，
前端稍微傾斜朝向地面。

3 雖然很困難，但是在防守時還是要朝對手移動。
迅速俐落地用手中的劍刺向對手。不要大動作劈砍對方，
以免失去平衡，讓對手有機會刺傷你。

如何進攻

1 快速地上下左右移動你的劍。
如果你必須壓制攻擊者，盡可能乾淨俐落地刺向對方，越
多次越好，最好能給對方帶來一連串傷害。

2 讓劍保持在身體前方。
不要將劍高舉過頭或試圖大動作揮刀劈砍，這麼做很可能
會讓你的腹部遭受攻擊，被利劍刺穿。

3 挺身迎擊，或是將攻擊撥到側邊。
這麼做會讓沒有受過訓練的對手失去平衡，你就可以趁機
用劍尖攻擊。一個嚴重的穿刺傷就能結束這場打鬥。

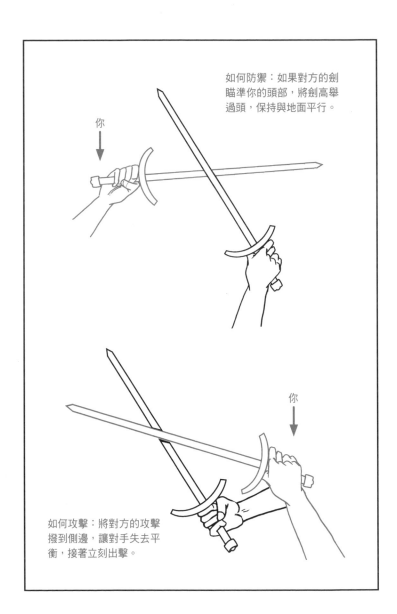

如何防禦：如果對方的劍瞄準你的頭部，將劍高舉過頭，保持與地面平行。

你

你

如何攻擊：將對方的攻擊撥到側邊，讓對手失去平衡，接著立刻出擊。

當對手不止一人

1 如果你是右手持劍，將劍揮向右邊，攻擊在你右方遠端的敵人。

控制這個敵人，讓他阻礙同黨移動的路徑。

2 持續移動並攻擊，不能讓對手移動到你的後方。

盡量背靠牆。

3 用力劈砍。

遇到這樣的情況，可以用劈砍的動作。因為擊刺的動作可能會讓劍卡在對方的衣服上，讓你無法即時防禦來自其他敵人的攻擊。

如何挨揍

當拳頭落在身體上

1 縮緊腹部肌肉。

對身體揮拳,重擊腹部,可能會傷害內臟器官,致人於

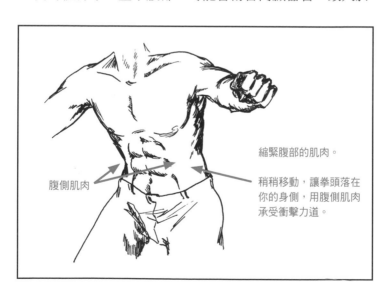

縮緊腹部的肌肉。

稍稍移動,讓拳頭落在你的身側,用腹側肌肉承受衝擊力道。

腹側肌肉

死。這是最能簡單擊倒一個人的其中一種方式。傳聞知名魔術師哈利‧胡迪尼（Harry Houdini）就是意外遭受下腹重擊而死亡。

2 不要退縮或閃躲拳頭。

3 稍稍側身，讓拳頭落在你的身側，同時往前移動以減輕拳頭的力道。

試著用腹側肌肉承接揮拳的力道——就是位在身體兩側，包覆肋骨的肌肉。雖然揮拳打到此處可能會造成肋骨斷裂，但比較不會造成內臟器官受傷。

4 用手臂擋拳。

移動手臂攔截揮拳，減輕拳頭對身體的衝擊。

當拳頭落在頭部

1 迎向拳頭，而非退後。

當拳頭落下時往後退，有可能會讓頭部單獨承受拳頭的力道。一拳打在臉上的力道可能會引起顱內震盪，使得頭蓋骨裡的腦組織劇烈晃動，導致嚴重傷害或死亡。

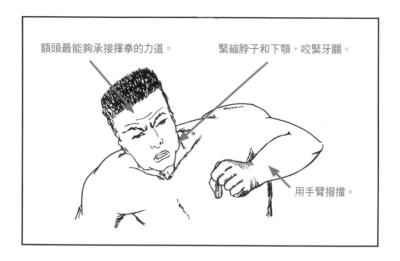

額頭最能夠承接揮拳的力道。

緊縮脖子和下顎，咬緊牙關。

用手臂撥擋。

2 縮緊脖子的肌肉，將下顎往內收。

讓承受重擊的部位（頭、頸、身體）成為「一體」。

3 緊咬牙關，減少上下顎的撞擊。

當對方揮出直拳

1 朝著對方的拳頭向前移動。

縮短對方揮拳的距離，可以減輕直拳的力道。

2 用前額迎向拳頭。

額頭是整個臉最堅硬的部位，用額頭承接揮拳的力道可以讓傷害減到最低。不要用鼻子迎向直拳，會非常痛。

3 舉起手臂保護或揮拳撥擋。

4 用上鉤拳或迴旋拳回擊（非必要）。

當對方揮出迴旋拳

1 咬緊下顎，縮緊脖子。

要是拳頭擊中耳朵會非常痛，還可能會打斷下巴。

2 移動並靠近攻擊者。

蹲低身體閃過揮拳，試著讓對方揮拳落空。

3 用上鉤拳回擊（非必要）。

當對方揮出上鉤拳

1 咬緊下顎，縮緊脖子。

上鉤拳可能會重擊頭部並使之向後甩，輕易就能打斷下顎

或鼻子。

2 舉起手臂保護或揮拳撥擋。

做任何能做的保護動作,以減少拳頭直接重擊下顎帶來的
衝擊。

3 不要往前去接對方的拳頭。

將頭往左或往右偏,盡量閃過對方的揮拳。

遭遇海盜攻擊時如何自保

做好準備

1 留意「前哨站」。

若附近有小型漁船彼此靠得很近，很可能是海盜的前哨站。他們是受僱於海盜的探子，負責把進入這片海域的潛在目標報給海盜知道。

2 留意海平線。

海盜開始攻擊前，至少會跟蹤目標幾天。多數船隻與海平線的可視距離大約 30 公里，任何出現在這個距離內的船隻都有安全上的疑慮，而且有可能是在跟蹤你。

3 注意岸邊距離。

即使是友邦的海軍，也不會為了拯救你而貿然闖入他國領域。你應該隨時注意船與海岸的位置，不要離岸邊太近，

以免海盜從陸上的基地攻擊。

4 通知權責單位。

如果你認為海盜發動攻擊的時刻即將到來，使用衛星電話連絡非洲之角海事安全中心（Maritime Security Centre, Horn of Africa），回報你與海盜船的位置。接下來每六個小時聯絡一次，保持通話。安全中心會派護衛艦到你所在的位置，大概維持在 480 公里以內的距離，這是攻擊直升機最大的飛行距離。

5 保持清醒。

海盜一般都在清晨展開攻擊，那是他們最清醒的時刻。

策劃反擊

1 了解海盜的戰術。

海盜的作戰方式，通常會有一艘主要漁船（母船）拖著兩艘體型小、移動快速的「快船」，並且由後者直接靠近發動攻擊。

2 加速並蜿蜒航行。

大型船隻很難甩掉海盜的追逐，蜿蜒航行的目的是利用一

連串的急轉彎在船首製造弓形波浪。這些浪可能有 3 到 6 公尺高，能使海盜駕駛的小型快艇翻覆。

3 阻擾登船。

將船上的伸縮船梯收起來。如果無法快速收起梯子，就將它解開丟進海中。

4 反擊。

打開船上的消防水帶，對準海盜駕駛的船隻噴水。保持蹲低姿勢，準備迎接海盜的自動步槍射擊。你的目標是將海盜的小船灌滿水使之翻覆或下沉，或是利用強力水柱讓攻擊者落海。

5 使用信號槍射擊對方的攻擊船隻。

信號彈燃燒後可達攝氏一千度以上，能在一分鐘內燒穿海盜船的鋁製或玻璃纖維船身，讓船沉沒。

6 運用碎玻璃。

將空瓶敲碎撒在甲板上，因為海盜通常赤腳或穿著薄鞋底涼鞋行動。

7 製作汽油彈。

將汽油裝入空玻璃瓶，在瓶頭塞入一塊抹布並且點燃，利

用你的船隻大小和高度優勢，將瓶子丟到海盜的船上。盡量多丟一些，這個方法很有效。

8 不計代價保護艦橋。

直升機上的狙擊手能輕易瞄準甲板上的海盜，但是一旦海盜入侵艦橋，狙擊手就無法攻擊他們。確定將艦橋的艙門都上鎖，想盡辦法將他們阻擋在外。

9 毀掉護照。（除非你是法國人。）

海盜會透過護照快速辨識你的國籍，並向家屬要求贖金。美國、英國以及其他富裕的西方國家公民都是引人注意的目標。海盜比較不會綁架法國公民，因為法國政府一向堅持拒絕談判，而且法國軍隊會強烈反擊。如果你會說法語，請善用這一點。

專家建議

▶ 如果你被海盜俘虜，他們會扣押你，但更有可能的情況是扣押你的船和貨物來要求贖金。你可能會被留在船上，只有極少數的情況會被帶往陸地。

▶ 海盜會拿走你的身分證件，將資訊傳給基地的同夥，利

用網路（特別是社交媒體）聯絡家屬或船主，要求贖金。贖金可能從數萬至數百萬美元，視船與貨物的價值而定。如果你強行抵抗，可能會遭到毆打。

▸ 贖金通常是付現，空投到指定的 GPS 座標點。為了證明人質還活著，海盜可能會將人質移到甲板，證明給低空飛過的機組人員看。如果交付贖金的過程順利，人質應該會被當場釋放。

▸ 加勒比海的海盜越來越猖狂，他們會控制掛著美國國旗的船隻好方便走私，而不是為了要求贖金。被囚禁的船主和船員有時會被殺害。

▸ 小型船隻若遇上決心打劫的海盜通常難以抵抗。

被挾持時如何自保

恐怖分子會透過展示權力來掌控局面，他們的做法是將受害者當成物品，這樣比較容易施虐。遵照下列方法，避免讓自己成為施虐的目標。

1 保持冷靜。

同時幫助身旁的人保持冷靜。請記得一點，人質挾匪本身也非常緊張害怕，不要做任何會讓他們更緊張、更害怕的動作。除非挾匪跟你說話，不然一句話也不要說。

2 如果挾匪開槍，壓低頭，身體趴在地上。

面朝下平躺或是躲到牆後，但不要移動太遠——挾匪可能會以為你要逃跑或攻擊他。家具無法有效阻擋子彈，尤其是大口徑的槍枝。

3 不要突然移動或做出可疑的動作。

不要試圖將皮夾、護照、機票或貴重物品藏起來。

4 服從挾匪所有的要求。

一有遲疑可能會立刻遭到殺害，或是成為報復處決的對象。保持警戒，不要試圖逃跑或逞英雄。如果你被命令將雙手舉到頭上或做出某種姿勢，乖乖照做，並且想辦法適應這個姿勢。你可能得做好忍耐及長期抗戰的心理準備。

5 絕對不要直視恐怖分子或抬頭，除非他／她命令你說話。

說話聲音越平穩越好，口氣尊敬但不要巴結順從。

6 絕對不要挑釁挾匪。

他們通常得先找個替死鬼，越是反抗越有可能被選上。

7 小心觀察恐怖分子的個性和行為。

給每個恐怖分子取綽號，便於記住他們的任何特徵，穿著、口音、五官或身高，也許之後能夠幫助破案。

8 如果遇上劫機，記住離你最近的緊急出口。

當警方採取行動時，現場可能會煙霧瀰漫，你必須知道緊急出口的方向和最快路徑。視線不佳時，可循著地面或座位旁的 LED 指引。除非即將發生屠殺事件，否則不要貿

然嘗試逃跑。

9 當救援抵達時，趴下並保持靜止不動。

任何突然的動作都有可能引發槍戰。

10 挾持情況解除後，對救援人員表明身分，並指認恐怖分子。

有些恐怖分子可能會喬裝成人質，試圖離開現場。

專家
建議

▸ 不要在公共場合拿出護照，以免成為恐怖分子的目標。

▸ 在機場、火車站、巴士站、豪華飯店的大廳以及專門招
待有錢人的商店時，要特別提高警覺。雖然內戰和遊擊
隊的攻擊目標通常是一般公民，觀光客可能相對安全，
無論如何，恐怖分子還是會選擇最引人注意的目標。

▸ 海濱步道、知名景點、遊行路線、戶外市集、音樂會，
或任何人潮聚集的場所都有可能被恐怖分子鎖定。

遭遇劫機事件時如何自保

劫機分為三個階段：威嚇、監禁和解決問題。在第一階段，劫機者會展示權力，試圖控制場面，這也是最危險的階段。一般來說，你的目標會是做一個「乖巧、守規矩」的人質，撐過中間和最後階段，想辦法不要讓自己受到傷害或被殺害。

1 注意聽宣告劫機的廣播。

沒有暴力相向的劫機事件對旅客來說是好消息，這代表劫機者有目的或目標需要達成，應該沒有自殺傾向。

2 乖乖服從。

如果機組人員聽從劫機者的要求，將飛機轉向或飛往指定目的地，不要做任何會激怒劫機者的動作；不要說話，除非被指定表達意見；不要回嘴，不要讓自己成為目標。要是讓劫機者覺得場面逐漸失控，可能會使原本平靜的情況

回到威嚇階段。劫機者會挑出製造麻煩的傢伙予以懲罰，藉此重新展示權力。

3 避免引起注意。

不要表明自己是政府僱員、軍人或警方人員。

4 試著使用手機。

若飛機航行高度較低或機上有提供 WiFi，手機也許能通，所以劫機者控制飛機後會要求大家繳出手機。如果你有辦法在安全的情況下使用手機，可向政府當局提供劫機的情資。如果你試圖藏匿手機，劫機者八成不會相信你沒有手機，你可能會因此被挑出來當眾受罰。若飛機在高海拔飛行，應該沒有網路可用。

5 評估劫機者的動機。

請評估劫機者的政治立場或最終目的。根據評估結果，如果你的護照會讓你成為目標，將它藏在座位縫隙、坐墊下方或是機窗遮陽板後面。

6 利用任何能自由移動的機會。

如果飛機上的氣氛變得稍微和緩，可趁機走動、上廁所、吃東西。就算你不餓，你還是要吃東西，因為你不知道下次可以吃東西會是什麼時候。

7 快速換位置。

一旦發生劫機，你不太可能有機會要求換位置。如果你覺得可能需要反擊，換到靠走道的位置更便於行動。要先確認自身的安全才可以行動。

8 不要認為飛機上一定有便衣警察。

空中便衣警察一定都坐在靠走道的位置，然而機上是否會有便衣警察則視航空公司而定。如果是以色列的航空公司，飛機上必定有便衣警察；許多中東和亞洲航空公司也可能有。歐洲的空中便衣警察人數較少，有些國家甚至沒有將空警納入編置。在美國，飛機上有便衣警察的機會較大，但也不要太篤定。

9 觀察駕駛艙門。

自從九一一事件後，航空公司更重視駕駛艙的安全，艙門也更難從駕駛艙外打開。然而當機師要上廁所，或是機組人員送食物和飲料時，駕駛艙門會短暫開啟。劫機者可能會趁著艙門打開的時機，試圖奪取駕駛艙的控制權。

10 注意劫機者和機長的說話內容。

機師受過嚴格的訓練，當遭遇劫機事件時，不論遇到怎樣的威脅都不能打開駕駛艙門。但最終決定權還是在機長手

上，如果機長覺得開門對乘客或機組人員來說最有利，他或她可能會選擇打開艙門。

11 避免斯德哥爾摩症候群，瞄準利馬症候群。

當劫機時間一長，你可能會認為政府沒有盡全力救援而感到氣餒，甚至可能開始同情劫機者的動機——這就是所謂的「斯德哥爾摩症候群」（Stockholm syndrome）。不要忘了，劫機者是你的敵人。或者你可以努力營造「利馬症候群」（Lima syndrome），讓劫機者認識你、你的家人、寵物，或任何讓對方更同情或理解你的事情。這個計畫只能在監禁階段進行。

12 注意槍聲。

在美國，有些機師會加入聯邦飛行安全官計畫，被允許攜帶槍枝上飛機，做為保護機艙的最後手段。在美國以外的地方，機師帶武器的機率很低。

13 準備攻擊。

多數劫機者並不想死，但如果機上發生槍戰，或你覺得飛機可能被當做自毀性的武器，即將墜機，你和同機乘客沒有後路了，那時必定得奮力反擊。運用手邊任何堅硬或沉重的物品（安全帶扣環、汽水罐、氧氣罐）當做武器，並

且與附近乘客聯手攻擊。動作必須快，才能制服部分劫機者，重新取得控制權。

⚠️ 服從安全部隊的指示。

如果反恐部隊或其他武裝部隊突襲並成功接管飛機，請立刻遵從他們的指令。

專家
建議

▸ 空中便衣警察使用特殊設計的易碎子彈，一接觸就會爆裂，穿透機身的機率很低。但是劫機者不可能使用易碎彈藥，赫然開槍可能會造成機艙失壓，不論子彈打到燃料管或燃料箱，最後都會悲劇收場。再小的爆炸都有可能導致飛機失壓，失事墜毀。

▸ 空中便衣警察也許不會一開始就對劫機事件做出反應，他們會等待最有利的機會再出手。

如何辨認包裹炸彈

包裹炸彈很危險,破壞力比想像中更強大。但是它們不像一般炸彈說爆炸就爆炸,通常是可以辨識的。請將這句話謹記在心:「尋找突然出現的不尋常事物和消失的尋常事物。」多留意以下徵兆並參考應對的步驟。

如何察覺包裹炸彈

1 檢查意外的包裹或信件。

如果收到意外的龐大包裹或信件,想辦法檢查裡頭是否有塊狀物或突出物,但不要輕易按壓。注意包裹的重量分布是否不太平均。

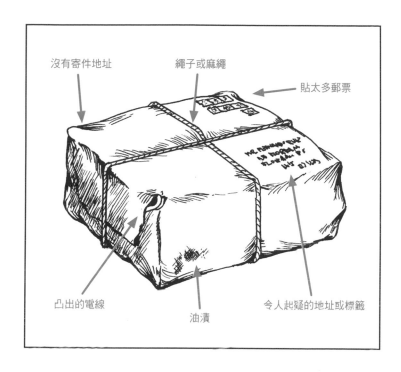

沒有寄件地址　　　繩子或麻繩　　　　貼太多郵票

凸出的電線　　　油漬　　　令人起疑的地址或標籤

2 注意不尋常的標籤。

標示從某公司寄出，卻是手寫的地址或標籤，這種狀況就不太尋常。先確認該公司是否存在，以及他們是否有寄送包裹或信件給你。

3 注意外頭綁著繩子的包裹。

現在已經很少人使用繩子或麻繩做為包材。

4 注意郵資過多的包裹。

小包裹或信件上頭貼太多郵票，這代表郵件並沒有經過郵務人員秤重計價。在美國，重量超過 500 公克的郵件必須親自到郵局寄送，貼郵票直接放入郵筒是寄不到的。

5 注意漏液、汙漬、凸出的電線或大量的膠帶。

請特別小心沾有油漬的郵件。

6 注意沒有寄件地址或奇怪寄件地址的郵件。

如何尋找炸彈

政府探員有一套明確的程序來搜索炸彈與爆炸裝置。若是接獲炸彈威脅，可參考以下步驟，兩人一組搜索房間。

1 分割搜索區域和搜索高度。

第一次搜索應包含地面上到家具高度的所有物品，接下來的搜查應從家具高度再往上移動。

2 以背靠背的方式搜索房間。

面向相反方向，從遠處慢慢往彼此的位置依序搜索。

3 從牆壁開始，依序往房間中央搜索。

以同心圓的方式，從外圍往房間中央移動。

4 如果發現可疑的包裹或裝置，不要觸碰它。

通知緊急救援單位或是防爆小組。

偵測設備

現有數種設備能偵測炸彈，包括金屬和噴霧偵側器以及 X
光儀器。有些設備是可攜式，價格不貴，個人也能購買。

爆炸物微粒偵測器

▸ 可偵測塑膠炸藥和 TNT 炸藥的成分，以及 RDX（常用
  於 C4、PE4、SX2、Semtex、Demex 和 Detasheet 等炸
  藥）、PETN（用於某些軍事炸藥和 Semtext）和硝化甘
  油等化學物質。

▸ 使用離子移動率光譜儀（IMS）以偵測用於爆炸物的微
  米分子。只需一毫微克的樣本就能偵測到爆裂物。

▸ 使用方法：以樣本拭布或棉質手套擦拭可疑物質，分析

時間約三秒鐘。視覺顯示包括紅色的警示燈以及 LCD 螢幕，以圖表顯示偵測目標物質的相對數值，並根據使用者設定的數值啟動語音警示。

▶ 需要插電或使用電池，大小為 38×30×10 公分。

可攜式 X 光機

▶ 運用數位影像處理器顯示包裹內部的詳細影像。

▶ 需要插電或使用可充電電池。

▶ 使用方法很簡單，只要將 X 光機指向可疑物品，然後檢視數位影像。

偵爆犬

▶ 經過特別訓練的狗兒能運用高度敏感的嗅覺，找出多種類型的爆裂物。

▶ 遇到機場的安檢人員帶著狗兒執勤時，請讓牠聞一聞隨身行李。

所有炸彈專家都強調一點，處理爆炸物的核心概念就是迴避。你最佳的求生機會是防爆小組，而非以上這些設備。

參加抗議遊行時如何自保

和平理性的抗議

1 穿著合宜。

穿著舒適的鞋子和寬鬆的衣物（可視情況搭配洋蔥式穿法）。天氣熱時，攜帶帽子和擦防曬乳液；天氣較冷的話，攜帶手套和保暖帽子。避免穿著黑色衣物，你可能會被誤認為反法西斯陣線（Antifa）的一員而成為辱罵對象。不要將臉遮起來。

2 適當補充水分。

帶著背包和水瓶，這樣雙手就不用拿東西。天氣冷的話可帶雙層保溫杯，裡面裝熱咖啡、熱茶或熱可可。

3 準備食物。

攜帶適合露營的食物，像是不需要冷藏的能量棒、燕麥棒、水果乾、堅果乾和肉乾。

4 保持聯繫。

確保有人知道你去參加抗議以及預計回來的時間。在社交媒體上直播或頻繁貼文，傳播關於自身的訊息，讓他人知道你沒事（或身陷險境）。

5 行進時待在隊伍周邊。

實際參加遊行時，待在群眾或遊行隊伍的外圍，靠近離場路線，以防抗議場面失控。但是請注意，這個位置也很容易成為反對抗議者嘲弄或威脅的目標。

6 將孩子帶在身邊。

年紀較小的孩子應該一直待在你的前方。

7 覆誦口號，但不要大聲喊叫。

大聲喊叫只會讓你喉嚨沙啞，最後發不出聲音。每小時要讓喉嚨休息十五分鐘。如果你感覺喉頭乾澀，喝一些加了蜂蜜的溫水；如果喉嚨有痰，喝溫水加檸檬汁。

攜帶隨身電源，以便手機充電。

非和平理性的抗議

1 穿著低調。

明亮的顏色和奇裝異服可能吸引目光，讓你成為目標。

2 檢查鞋子。

你的鞋子應該牢牢包覆雙腳，以免鬆脫掉落，影響你快速
移動的能力。暴動發生時，越快離開越遠越好。

3 審視群眾，找尋缺口和出口。

試著預想並定位你在三、四秒後要移動的位置，而不是
一、兩秒後的位置，像那些急著想要逃離抗議群眾。朝向
出口或逃離路線的方向，從群眾間尋找縫隙或缺口，盡量
不要穿過抗議群眾的中心。

4 不要奔跑。

除非你的生命遭受立即的危險，不然加速步行即可。人類

的眼睛較難察覺步行的人,但可以快速辨認出奔跑的人。奔跑會製造興奮感,人們可能會追著你或跟著你跑。

5 保護你的胸腔。

雙臂交叉在胸前,保護胸腔免於遭受擠壓。在群眾推擠事件中,最主要的死因即是肺部因人群擠壓而無法擴張,呼吸不到空氣。

6 成群結隊離開。

尤其當你必須快速穿越開闊區域時,像是經過建築物的前方、寬闊的街道或是廣場,有同伴同行比較安全,也不會因落單而成為霸凌的對象。

7 遠離暴力行為或暴民。

太靠近暴力衝突的中心不僅會受到波及,也有遭暴民踩踏的危險。

8 避開狹窄路段和「漏斗形」路段。

人群一窩蜂跑向狹窄的出口(閘門、巷子),彼此推擠踩踏,可能造成嚴重死傷。但一般也不建議往人潮反方向移動,你很可能根本無法前進。想要逃離現場,還是要跟著群眾的移動方向,但以斜行的方式移動到暴動隊伍的外圍邊緣,再找機會朝向出口移動。

如何降低衝突

1 忽視憤怒的言論。

憤怒的言論沒有任何意義，若試圖理解只會激起你自己的情緒化反應。

2 辨別對方當下的情緒。

你可能會從對方身上感受到憤怒、惡意、恐懼、驕傲等各種情緒。

3 用「你」來分析對方的情緒。

以冷靜的語氣說：「你感到憤怒。你感到挫折。你感到不受尊重與汙辱。」不要使用「我」，這只會讓情緒升溫。不要向對方提問。

4 注意言語和視覺信號。

耐心等待，直到這個人：

▸ 點頭同意

▸ 說出「沒錯」之類的話

▸ 肩膀放鬆

▸ 嘆氣

這些動作會透露潛意識狀態，代表抗議者的情緒中心已經

平靜下來，可以進行有建設性的對話。

遭遇催淚瓦斯時如何自保

1 快速審視周遭環境。

施放催淚瓦斯時，有毒煙霧會混入空氣中，迅速布滿整個
空間。如果你懷疑即將施放催淚瓦斯，請盡可能記住周遭
環境樣貌，包括出口路徑位置或是開放的街道。請在心中
默記固定障礙物的相對位置，包括停在路旁的車輛、路燈
和路障。一旦你遭受催淚瓦斯攻擊而暫時失明，你的記憶
能幫助你盡快離開現場。

2 保持冷靜。

你可能會暫時失明，但應該不會遭受嚴重或永久性的傷
害。你可能會撞倒驚慌失措的抗議者或被固定障礙物（或
警方）絆倒而受傷。

3 保護臉部和呼吸道。

立刻閉上眼睛，用衣物、帽子、包包、手帕、圍巾或雙手
覆蓋鼻子和眼睛。

4 移動。

尋找距離最近，而且還沒被催淚瓦斯襲擊的撤離路徑或開闊區域。催淚瓦斯會順著風向擴散，所以最好避免跑到下風處，盡量往上風處或地勢較高的地方移動，或是沿著平移方向離開。

5 眼睛保持緊閉。

抵抗想睜開眼睛的念頭，直到你有乾淨的水清洗雙眼時再張開。一旦離開催淚瓦斯蔓延區域，就可以移開遮蓋臉部的衣物或雙手，以減少持續接觸累積在上頭的催淚瓦斯。

6 用乾淨的水清洗臉部和呼吸道。

將大件的頭巾或圍巾浸入檸檬汁或可樂，可以減少接觸催淚瓦斯引起的疼痛。然而最能有效清除臉上化學物質的方法，還是用乾淨的水清洗眼睛和呼吸道。請丟掉或清洗所有接觸過催淚瓦斯的衣物。

專家
建議

▸ 儘管人們稱之為催淚「瓦斯」，但它並不是真的瓦斯，而是一種固體化學物質，特別容易在濃厚的煙霧中擴散，接觸時會使人流淚，即使少量接觸也會引起種種不

適，例如眼睛灼熱、鼻子疼痛、噁心、胸悶、呼吸急促和腹瀉。

▸ 製作液體抗酸劑，例如將美樂事（Maadox）以一比一的比例混入等量的水，裝入噴水罐，灑在眼睛和嘴巴裡（可吞食），可減少催淚瓦斯帶來的疼痛不適。

入監一晚該如何自保

1 不要驚慌或顯露恐懼。

站直，保持自信，直視前方。不要試圖盯著或威嚇其他受刑人，這些舉動只會讓你成為被騷擾和挑釁的對象。

2 避免激起其他獄友的負面情緒。

如果受到攻擊，想辦法保護自己，但不要只是為了讓自己看起來很兇狠而挑起打鬥，這可能會讓你必須在監獄裡待更久，或被轉移到戒備更森嚴的牢房。

3 管好自己的事就好。

監獄的受刑人不是你的朋友，不必跟他們聊天，也不要透任何與自己有關的情報。

4 不要宣稱自己是無辜的。

沒有人會在意，而且每個受刑人都認為自己是無辜的。

5 避開獄警或管理人員。

實際控制監獄的是受刑人，不是獄警。在私人經營的監獄
或看守所工作的獄警可能經驗不足，或是可能和受刑人私
下進行交易。不要以為獄警會幫你，只有在立即有危險時
才尋求獄警協助。

6 不要製造武器。

如果被獄方發現你藏有武器，你會被轉移到戒備森嚴的監
管區。如果其他受刑人看到你有武器，他們可能為了討好
獄警而舉報你。

7 不要加入幫派。

州立監獄和地方看守所裡可能會有幫派分子。不要加入幫
派，並且在任何情況下都不要用衣物或其他方式假裝自己
是幫派的一員，這會讓你立刻成為敵對幫派的目標。

8 不要付保護費。

這會開啟你永無止境的欠債循環。

9 要求保護性監管。

如果你對自己的人身安全感覺到威脅，可以要求保護性監管，將你與其他受刑人隔離。但是獄方不一定會答應你的要求。

若得在監獄待更久，該如何自保

如果判決出來後，你得面對更長的刑期，除了前述的建議，你還需要做其他準備。

1 為財源做準備。

多數受刑人不能透過電話進行任何交易，包括討論財務狀況。你應該及早和家人擬定策略，好應付這段沒有收入的日子。

2 為孩子做準備。

如果你的孩子超過四歲了，最好讓他／她知道你因為做錯事，得離開家一到兩年。不管怎樣，孩子去監獄探視時終究會發現真相。

3 為自己做準備。

你也許是清白的，但是法院定了你的罪，你只得服刑。你

可以在監獄裡專注提升自我涵養，或是幫助其他受刑人，排解無聊。

4 利用監獄賬戶籌錢。

在美國聯邦監獄裡，受刑人會有一個監獄帳戶，每個月最多可以存入三百美元，不過多數受刑人的家人沒有能力匯錢進帳戶。你可以用這些錢，每週去監獄的販賣部一次，購買生活用品（肥皂、牙膏等）和零食、收音機等其他物品。監獄裡禁止私下交易，然而販賣部的某些商品在受刑人之間特別受歡迎，例如鮪魚和鯖魚罐頭。販賣部的物價跟監獄外頭的物價相去不遠。

5 不要鬧事。

服刑期間表現良好，除了能讓你免於被送到更嚴格的監管區，還有可能縮短你的刑期。每個機構的評比制度不同，不過在聯邦監獄和許多州立監獄表現良好的話，每年最多可減少五十三天刑期。

6 找份工作。

美國監獄的工作時薪平均為每小時 3.45 美元（有可能更低），薪水會匯入你的監獄帳戶。這類工作的真正目的不是為了賺錢，而是打發時間。除了南方比較鄉下的幾個

州，一般監獄並沒有像電影裡那種鑿石鋪路的苦力工作，大多是洗衣、景觀美化或木匠那類的工作，或是為其他機構提供服務。

7 幫助其他受刑人。

好好服完刑期的最佳方式，就是做個有價值的受刑人。運用你的教育背景或特殊技能，幫助其他受刑人取得普通教育發展證書（GED）或同等學歷，或是帶領讀書會、幫忙撰寫訴願理由書等。監獄的工作人員會感謝你的貢獻。

遭遇槍擊時如何自救

如果你是頭號目標

1 逃離越遠越好。

沒有受過訓練的槍手很難瞄準距離 20 公尺以外的目標。

2 快跑，但不要一直線跑。

亂無章法的曲折奔跑會讓槍手難以瞄準射擊。一般的槍手很少受過這種實地訓練。

3 不要數槍聲。

數槍聲只是電影橋段，你根本無法確定槍手有沒有備用彈藥。然而當你脫離險境時，若能看見武器類型或任何細節，都可能成為警方查案的重要資訊。

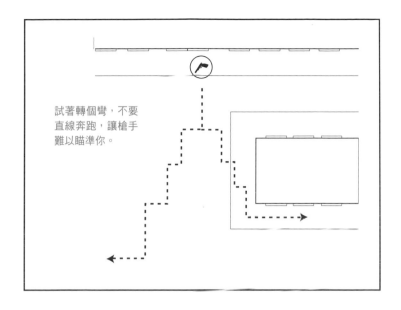

試著轉個彎,不要直線奔跑,讓槍手難以瞄準你。

4 奔跑的同時迅速轉彎,尤其是當對方有自動步槍或突擊步槍的時候。

步槍的射擊精準度高,射程遠,持槍者有可能朝著你的方向掃射子彈。

5 躲到轉角處,壓低身體,保持這個姿勢。

未經訓練的槍手一般射擊高度落在肩膀或胸部。如果你放低姿勢,子彈就會越過你;如果槍手往低處瞄準,可能會失準射到地上。

6 不要高估你的遮蔽物。

即使是磚牆也無法抵擋大口徑的突擊自動步槍。

如果你不是主要目標

你很可能會先聽到槍聲才看到槍手。抗拒漫無目的逃跑的衝動，冷靜評估情況。

1 趴下並保持這個姿勢。

如果槍手的目標就在你附近，或是槍手隨機開槍，盡可能壓低姿態。不要蹲下，而是面朝下趴在地上，並且保持這個姿勢。

2 如果你人在戶外而且附近有車子，盡快跑向它。

若附近有車，躲到車子輪胎後方趴下；若附近沒車，臥倒在人行道旁的水溝裡。車子可以阻擋小口徑手槍的子彈或使之偏移；但是大口徑的子彈，例如突擊步槍或穿甲彈，可以輕易穿透車子，打中躲在另一邊的人。

3 如果你在室內，槍手也在室內，跑到另一個房間並且趴在地上。

如果你無法躲到另一個房間，想辦法移動到任何沉重且厚

實的物體（實心書桌、檔案櫃、桌子、沙發）後方，尋求掩護。

4 如果你跟槍手正面相遇，想盡辦法不要讓自己成為目標。閃到一邊，將身體壓得越低越好，因為隨機掃射的流彈通常會和地面有一點點距離。如果槍手在外面，待在室內並遠離門窗。

5 保持趴下平躺姿勢，直到槍手停止掃射，或直到警方抵達，解除警報。

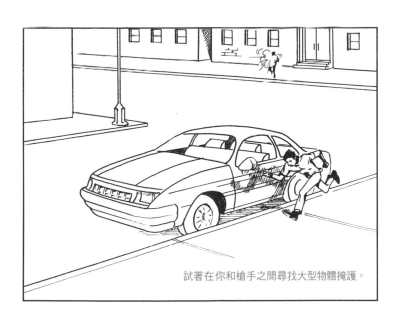

試著在你和槍手之間尋找大型物體掩護。

槍手在開槍的同時也承受了相當大的壓力,任何射擊失準都能拯救一條性命。下列方法會讓槍手更難瞄準你。

▸ 躲在槍手看不到的地方

▸ 把自己的射擊面積縮得越小越好

▸ 不要吸引槍手的注意力

如何分辨他人是否欺騙你

運用以下的聲音和視覺線索，判斷對方是否對你說謊。

● 聲調提高。

　聲帶因壓力而縮緊，說話聲調也隨之提高。

● 擺出保護姿勢。

　一邊說話，　邊用手遮嘴或眼睛。

● 停頓。

　回應問題前停頓很久，或故意不回答問題。

● 抱怨或發表負面言論。

● 看起來很不自在。

　說話者含糊不清、緊張、緊繃或扭捏，這種不自在同樣會
　表現在肢體語言上。

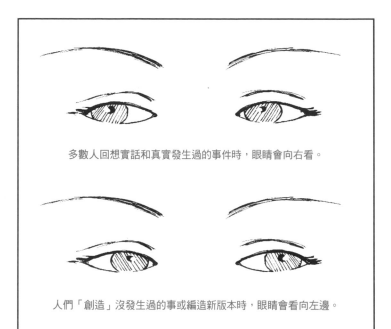

多數人回想實話和真實發生過的事件時，眼睛會向右看。

人們「創造」沒發生過的事或編造新版本時，眼睛會看向左邊。

- 說話聽起來「很假」。

  對方說的故事在客觀的旁觀者聽來難以置信。

- 迴避細節。

  對方提供的資訊缺少細節。

- 說話前後不一致。

  對方說的內容、溝通方式和神態舉止前後不一致，例如表

情或語調跟內容應該表達的情緒不相符。

專家
建議

以上相關動作表達出說話者的焦慮，但不一定百分之百就
是說謊的徵兆。例如瘋狂冒汗代表說話者很緊張，但不一
定是在說謊。

如何辨別「煤氣燈」操縱法

「煤氣燈效應」（gaslighting）是一種心理操弄和欺騙的技
巧，透過權力施壓與質疑，讓對方懷疑陷入自我懷疑。

1 判斷意圖。

每個人偶爾都會有防衛心理，會閃躲或「糾正」挑戰自身
信念的想法，特別是在情緒激動的時候。而重度的煤氣燈
操縱者通常會不計代價以實現自我滿足。判斷你遇到的情
況是一般人的防衛心理，或是絕對獨裁主義，將有助你做
出正確的回應。

2 向潛在操縱者承認他們說的話可能是對的，看是否能軟化他們的語氣。

你可以說：「我可能弄錯了，但我是這麼聽說的。」如果對方願意和解並且回應：「我也可能弄錯了。」那麼你面對的可能只是一般人的防衛心理。如果對方用獨斷的語氣回覆：「是的，是你弄錯了。」那麼你面對的很可能是重度操縱者。

3 如果你說的話接連遭到閃躲和糾正，請認清自己面對的是重度煤氣燈操縱者。

操縱者的反駁方式通常一成不變，而且他們永遠不會承認你是對的。他們會幸災樂禍地否定你，並且認為自己永遠不會犯錯、無懈可擊。

4 試著改變話題或停止談話。

可以避開就避開，因為你永遠無法讓這種人認同或理解你的論點。

5 挑戰煤氣燈操縱者時，必須根據他們的大原則，而不是著眼於細節。

詢問對方：「為什麼你總是防衛心這麼重？」直接點破他們的防衛心理，你會收到更多類似的回應，這樣一來就能

證明你的論點。避免提及細節，請說「你又來了」，用這種方式揭露他們的行為。

6 承認自己也會犯錯，即使煤氣燈操縱者不會這樣做。

煤氣燈操縱者控制你的方法包括汙辱你的智商、你的信念和你這個人。不要費力為自己辯護，這樣做只會陷入對方的遊戲之中，將主導權拱手讓人。相反地，驕傲地承認「是人都會犯錯」，並且對他們的自以為是感到羞愧。「我們偶爾都會說別人的不是、做出虛偽的行為，或抱持錯誤的信念。我願意承認自己的缺失，但你永遠做不到。」

7 先同意，為的是之後的不同意。

與煤氣燈操縱者爭論，最後只會變成無意義的爭執，永遠贏不了。守住自己的價值觀跟信念，息事寧人，然後盡快脫離這一連串對話。

如何分辨小丑
是否有殺人意圖

1 不要先入為主地認為小丑很危險。

雖然很多人覺得小丑看起來很詭異，但並非所有小丑都是
連續殺人犯、超自然生物或穿著小丑服裝的惡魔。你會遇
到的小丑大多是街頭藝人，或只是正要前往馬戲團或生日
派對，也有可能他們只是在尋求工作機會。

2 判斷小丑的意圖。

待在安全距離之外，判斷眼前的小丑是否具有危險性。

▸ 在小丑面前的人行道上是否放了裝滿小費的帽子或小行
李箱？
如果是，那對方應該是：安全。

▸ 小丑身上是否攜帶趣味道具，像是會噴水的花朵或動物
造型氣球？

如果是，那對方應該是：安全。

▸ 眼前的小丑是否跟其他不同造型的小丑一起從一輛小車
  裡走出來？
  如果是，那對方應該是：安全。

▸ 小丑是否出現在大白天的街上？
  如果是，那對方應該是：安全。

▸ 小丑是否躲在森林、樹叢或下水道？
  如果是，那對方應該是：**危險**。

▸ 小丑身上是否攜帶非趣味的武器，像是棒球棍、屠刀或
  斧頭？
  如果是，那對方應該是：**危險**。

▸ 小丑是否有尖銳的牙齒？
  如果是，那對方應該是：**危險**。

▸ 小丑是否有令人毛骨悚然的雙眼？
  如果是，那對方應該是：**危險**。

▸ 小丑的衣服上是否有血跡？
  如果是，那對方應該是：**危險**。

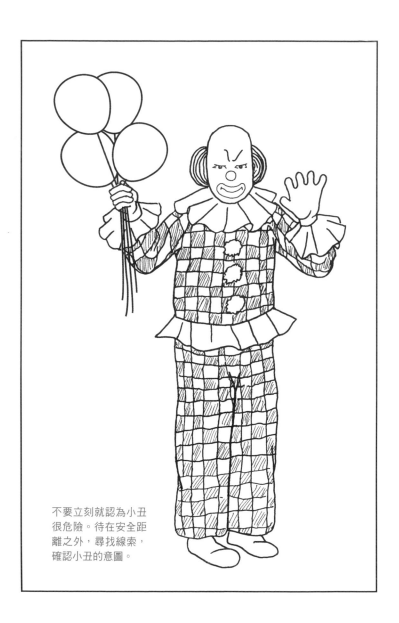

不要立刻就認為小丑
很危險。待在安全距
離之外，尋找線索，
確認小丑的意圖。

3 不要接受長相怪異的小丑給的禮物。

危險的小丑通常會利用顏色鮮豔的棒棒糖、氣球、填充玩偶或洋娃娃讓自己看起來很友善。只能接受出現在公共場所的小丑送的禮物，像是馬戲團、街上活動和生日派對，而且要能證明這禮物是安全的，例如其他人也有拿到同樣禮物並且正在使用。

4 絕對不要和小丑一同進入車輛或封閉的水管內。

真正的小丑負責提供娛樂，而不是交通工具或地下基礎建設教育。

專家建議

有的人極度害怕小丑，可能是患上了「小丑恐懼症」（coulrophobia）。雖然小丑恐懼症並非美國精神醫學學會官方認定的失調症，發作的人仍舊可能出現焦慮、噁心和呼吸急促等症狀。心理學家指出一些可能導致這類恐懼的因素，包括扭曲的彩繪五官和表情，而小丑的有趣表現有時候會有點瘋狂，令人難以預測。

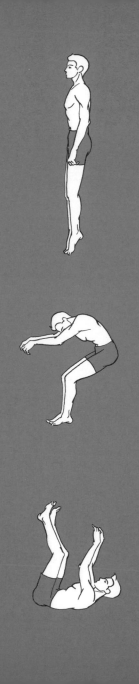

第四章

縱身一躍的信心

如何從橋上或懸崖跳入河流

在緊急情況下，要從 6 公尺高或更高的地方往下跳，你不太可能會知道水的深度，這反而是最危險的。

如果是從橋上跳入河中或船隻航行的水域，請試著瞄準河道中央，也就是船隻經過橋下的位置，通常水深最深。不要往橋墩附近跳，水中可能會有碎石堆積，更危險。

1 以腳朝下的姿勢跳入水中。

2 保持身體完全直立。

3 夾緊雙腳，肌肉繃緊。
緊咬牙關，頭頸維持正常位置。

4 雙腳先入水，夾緊臀部。
要不然落水的衝擊可能導致水灌入肛門，造成嚴重內傷。

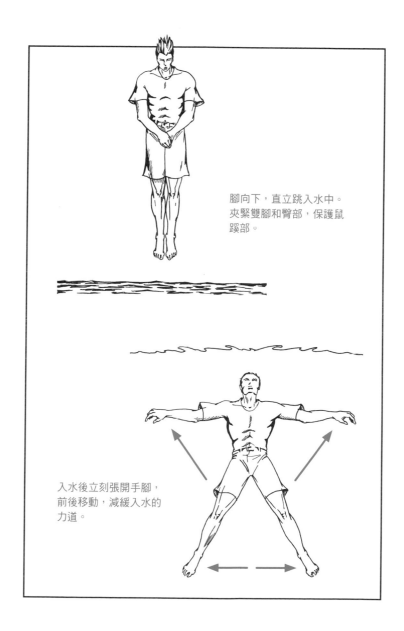

腳向下，直立跳入水中。
夾緊雙腳和臀部，保護鼠
蹊部。

入水後立刻張開手腳，
前後移動，減緩入水的
力道。

5 雙手放在褲襠上，保護鼠蹊部。

6 入水後立刻張開手腳。

你必須假定水不夠深，你有可能會撞到水底，所以入水後盡快前後移動手腳，產生阻力，以減緩入水的力道。

7 浮上水面後立刻游向岸邊。

專家
建議

‣ 這樣的入水姿勢能救你一命，但雙腿可能會骨折。

‣ 如果身體不夠直，入水時的衝擊力可能造成背部骨折。不要胡亂揮動雙臂，入水前都要保持身體直立姿勢。

‣ 千萬不要從頭部入水，除非你十分確定水深 6 公尺以上。如果腿撞到河床可能造成雙腿骨折，但要是撞到頭會造成頭蓋骨破裂。

‣ 如果從跳躍至入水皆能維持正確姿勢，從 50 公尺高的地方跳入水中也能存活。

如何從建築物
跳入大型垃圾桶

1 垂直往下跳。

請抗拒人類想要蹬高跳躍的天性。如果你從一定的角度一躍而下，彈射的軌跡會讓你無法如願掉進大垃圾桶裡。

2 縮頭，雙腳貼近腹部。

在落下的時候翻個不完整的筋斗，大約 3/4 圈。這是唯一能讓背部著地的方法。

3 瞄準大型垃圾桶的中心，或裝滿垃圾的大桶子。

4 背部放平，著地時身體自然彎曲，手腳自然合攏。

當身體從一定的高度落下，在撞擊時身體會自然屈折成 V 字形，這代表若是以腹部著地會造成背部骨折。

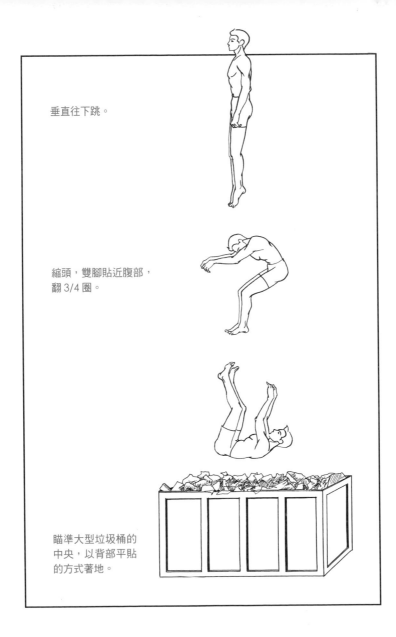

垂直往下跳。

縮頭，雙腳貼近腹部，
翻 3/4 圈。

瞄準大型垃圾桶的
中央，以背部平貼
的方式著地。

▸ 如果建築物側邊有逃生梯或其他突出物,你必須跳得夠遠,遠離建築物,在墜落時才不會撞到。在這種情況下,降落目標必須離建築物有一定距離,你才比較容易跳進去。

▸ 垃圾桶裡可能有磚塊或其他會傷人的硬物。從五樓或更高樓層墜入垃圾桶,還是有可能撿回一命,但前提是垃圾桶裡裝著「對的」垃圾(最理想的垃圾是厚紙箱)。

如何從移動的火車上方
進入車廂

1 不要試著站直。（你大概也做不到。）

逆著風，維持稍微前傾的姿勢。如果火車移動速度超過時速 50 公里，要逆風維持平衡會變得很困難。你可以將身體貼近車頂，手腳並用，緩慢地往前爬到能爬下車頂的地方，這可能是最好的辦法。

2 如果火車正要轉彎，請趴下，不要嘗試保持站姿。

車頂邊緣可能有引水用的導軌，有的話請緊緊抓住。

3 如果火車正要進隧道，盡快躺平。

車廂跟隧道頂端之間的空隙其實還不小，大約有 1 公尺，但無法讓你站直。不要以為在看到火車進入隧道前，你還有時間走或爬到車廂尾端往下進入車廂內——你很可能會來不及。

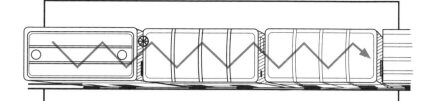

蹲低，慢慢前進，讓身體隨火車左右移動的節奏晃動，
一邊尋找車廂間的梯子。

4 跟著火車晃動的節奏移動身體，左右搖晃地前進。

不要想走一直線，將雙腳張開超過肩寬，一邊左右晃動，
一邊往前進。

5 找到車廂尾端（兩節車廂之間）的梯子，然後往下爬。

隧道和車廂之間的空間有限，因此車廂側邊不太可能會配
置梯子——這種情況只會出現在電影裡，好讓特技動作看
起來更加刺激。

專家
建議

▸ 貨物列車的車廂大小和種類非常多，有些要在上頭移動
相對容易，有些則更加困難。

▸ 篷車的高度約 3 至 4 公尺，後面通常接平板車廂或是圓弧形的化學車廂。在這類火車上方移動加倍危險，你最好盡快找到梯子進入車廂內部，而不是從一節車廂跳到另一節車廂。

▸ 除了某些通勤火車之外，現代載客列車的車廂都是由風琴式連結器相連，無法從車頂爬入車廂內。遇到這樣的情況，你必須走到列車最前方的車廂（或最後一節車廂，如果列車前後都有動力車頭的話），從載客車廂和車頭之間往下爬。

如何從移動中的車輛跳車

建議你只有在萬不得已的情況下,例如剎車失靈而車子就要墜落懸崖或撞上火車,才可以嘗試從移動中的車輛縱身一跳。

1 拉起手剎車。

也許無法讓車停下,但至少能讓車速慢下來,讓你跳車時更安全一點。

2 打開車門。

3 確定你跳車的方向能讓你遠離車子的行駛路徑。

因為你的身體跟車子以同樣的速度移動,你移動的方向也會跟車子移動的方向相同。如果車子往前直行,試著往垂直方向跳離車子。

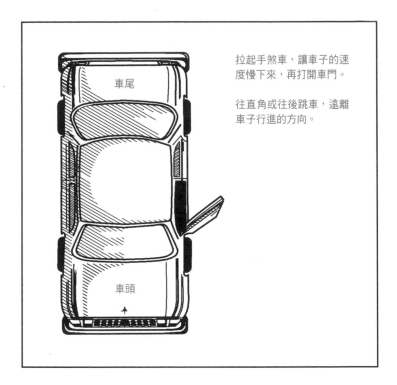

車尾

拉起手煞車，讓車子的速
度慢下來，再打開車門。

往直角或往後跳車，遠離
車子行進的方向。

車頭

4 縮頭並收起雙臂和雙腿。

5 瞄準草皮、灌木叢、鋪滿木屑的地面，或是除了人行道和
行道樹以外的區域。

特效人員跳車時會穿戴防護裝備落在軟墊上，而你跳車時
不會有這些豪華裝備。盡量瞄準較柔軟的地面，可以吸收
落地時的衝擊力，讓你受傷不會這麼重。

6 落地時滾動身軀。

　　試著以肩著地，身體與行徑路線呈垂直角度，四肢貼近身
體如木頭般滾動。不要以翻筋斗的方式滾動。

如何從移動中的機車
跳進車子裡

1 觀察前方道路。

路上最好保持淨空，以免追撞前車。進行這個動作時，兩車都要保持直行，轉彎或突然改變車道都會改變兩車之間的距離。

2 兩車維持同樣的速度。

機車和汽車必須以同樣的速度往同樣的方向前進。

3 靠近前方副駕駛座的窗戶。

不要嘗試跳進後座的窗戶。後座窗戶較小，而且C柱比較難抓。確定目標窗戶已經完全打開。

4 準備跳躍。

跳躍時越接近車子越好。你的左腳（靠近車子的一側）踩在機車踏板上，右腳小心慢移至機車坐墊上，雙手緊握機

車手把，把重心放在左腳。

5 用左腳一蹬。

用右腳蹬可能會讓機車傾倒或滑動。

6 瞄準打開的窗戶，展開雙臂，縱身一跳。

機車剛開始減速的時候應該還能保持直立幾秒鐘，直到失速傾倒。

7 如果錯過窗戶，請抓住 B 柱。

B 柱焊接在車底盤上，是最堅固的部位。如果你錯過前座窗戶，想辦法緊抓住 B 柱，一隻腳穿過前座窗戶；或要求駕駛降下後座車窗，爬進後座。

8 如果錯過 B 柱，蜷曲身體，翻滾落地。

如果你同時錯過前座窗戶和 B 柱，趕緊護住頭部，翻滾落地，盡量遠離車輛。

專家
建議

▸ 如果有另一個人可以駕駛機車，跳車的動作會比較容易完成。

確定窗戶完全打開，兩車維持同樣速度，
機車盡量靠近車子。

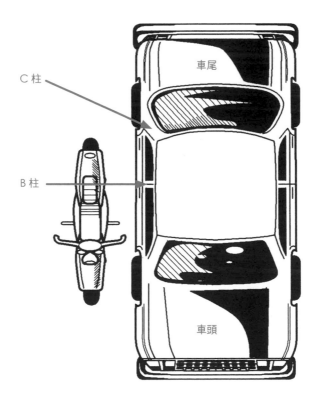

C柱

B柱

車尾

車頭

縱身跳進副駕駛座的窗戶。

▸ 你在電影裡看到的鏡頭，通常都是在車速不快的情況下完成，而且在機車或車子的側邊通常裝有金屬台階，讓駕駛跳車的同時保持機車的平衡。現實生活中不太可能有這種裝置。

如何從 A 車跳到 B 車

1 觀察速度和距離。

車子移動的速度越快,風阻也越強,兩車最好靠得更近一些。當時速超過 80 公里,兩輛車子最好並駕齊驅。

2 再次查看並確認你要跳的車輛。

可以的話,最好跳進敞篷車(確認車篷已降下),目標比較大也比較容易成功。敞篷貨車是另一個好選擇。

3 移動到後座,開窗。

4 讓兩車並行。

後車靠近前車的副駕駛座,目標放在副駕駛座的窗戶。

5 保持兩車速度一致。

6 爬過窗戶。

一手抓住車頂，另一手抓住 B 柱。

7 擺好雙腿和雙腳的位置。

左腳保持在車外，右腳移至窗框。

8 跳躍。

右腳用力蹬離窗框，手臂向前伸直，讓頭部先進入前車的副駕駛座窗戶。如果前車是敞篷車或小貨車，瞄準後座或車斗。

0 如果錯過車窗，請抓住 B 柱，或蜷曲身體，翻滾落地。

如果錯過車窗，抓緊 B 柱並將自己拉進車內。如果錯過 B 柱，趕緊護住頭部，翻滾落地，盡量遠離車輛。

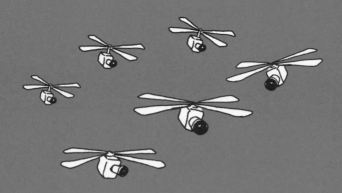
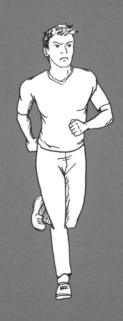

第五章

科技問題

如何拯救起火的手機

1 快速反應。

手機或其他裝有鋰電池的設備，都可能會在有預警或無預警的狀況下起火。起火通常是電池的化學反應引起，不論手機是開機或關機狀態都有可能爆炸。當手機摸起來燙燙的時候，你大概只有數秒鐘的時間能做出反應。

2 脫掉褲子。

如果手機在褲子口袋裡，不要試著把它拿出來，脫掉褲子比較快。如果手機在袋子裡，把袋子丟開，離自己和身邊其他人越遠越好。

3 不要嘗試搶救手機。

一旦電池出現化學反應，讓手機內部晶片受損，手機就沒救了。不要試著關掉手機電源，也不要試著拿手機打電話求救——電話是不可能接通的，而你很有可能會受傷。

4 不要試圖悶熄火勢。

任何利用氧化還原反應產生能量的電池，在燃燒時不需要外部供應氧氣。不要試圖用悶熄的方式來滅火，不僅無效還可能導致燙傷。

5 避免吸入煙霧。

手機機身由金屬和塑膠組成，這些物質燃燒時會產生刺鼻的煙霧，而且可能有毒。

6 尋找水源。

避免火勢延燒的最佳方式就是將手機浸入水中。如果靠近沙灘或湖邊，快速將手機丟入淺水區；如果在家，將它丟入馬桶；如果在餐廳，浸到冰桶裡。如果附近沒有水源，將手機丟在地上，遠離會爆炸或燃燒的物質，讓手機自己燒光。

7 等候十分鐘。

像手機這樣的小型電子設備不會燃燒太久，但火熄滅後數分鐘內摸起來還會溫溫的。等手機完全降溫再觸摸它。

高溫的環境會讓手機的瑕疵更加惡化,導致起火。不要將手機置於太陽直曬的車內,也不要在天氣炎熱時直接曝曬在陽光下。

如何拯救掉入馬桶的手機

1 盡快將手機從馬桶裡撈出來。

手機浸在水裡越久，進水受損的程度越嚴重。

2 立刻關機。

電子產品遇到水引發短路，經常會造成無法修復的損害。

3 打開手機殼。

拔掉手機殼和螢幕保護貼，將這些配件放在紙巾上晾乾。

4 甩動手機。

用力上下甩動手機，盡量甩掉多餘的水滴。

5 盡可能移除越多零件越好。

拔掉耳機，移除 SIM 卡。如果可以，打開手機背板，移除電池。用紙巾擦乾所有能夠移動的零件。

6 清理手機。

用清潔布仔細吸乾 USB 接口、耳機孔以及手機其他開放部分，擦拭時小心不要將水推進手機更深的地方。

7 將手機放入裝滿乾燥劑的盒子裡。

找個有蓋子的盒子，裝滿乾燥劑——專家推薦矽膠吸濕劑（水晶貓砂）或古斯米（couscous），然後將手機、電池和 SIM 卡埋進去。將手機直立擺放，讓殘存的水能夠從手機底部流出來。最後蓋上蓋子。

8 等候四十八小時。

將手機放在乾燥盒裡至少四十八小時。在這之前不要試圖開機或充電，要是裡頭還有水的話可能會引起電線短路。

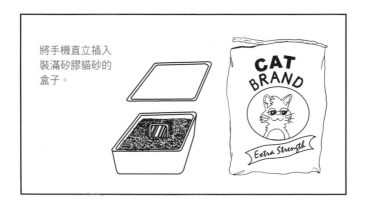

將手機直立插入裝滿矽膠貓砂的盒子。

CAT BRAND

Extra Strength

9 再次放入乾燥盒裡。

如果手機充完電還是無法開機,把手機放入乾燥盒裡再等
二十四小時。

專家
建議

▸ 每五位手機使用者中就有一位的手機可能會掉進馬桶。

▸ 將買衣服或新鞋盒附的乾燥劑留下來,倒入盒子裡,可
當做緊急手機乾燥盒。

▸ 某些研究顯示,將手機放在電風扇前吹乾,效果與使用
乾燥劑差不多。

沒有 GPS 時如何確定方位

身處荒郊野外

確定東、西、南、北是確定方位的第一個重要步驟。仔細研究地勢，觀察山川走向，或是你身處位置的盛行風向，運用多重指標，以取得更可靠的資訊來辨認方向。

● 觀察太陽。

太陽東升西落，即使在南半球的澳洲也是如此。在北半球的正中午，太陽位置會在正南方或離正南方幾度的地方；在南半球的正中午，太陽的位置會在北方或正北方。在赤道附近時，正中午的太陽會在頭頂上方，反而無法靠太陽位置來分辨南北方位。

● 觀察月亮的圓缺變化。

如果看見彎月，將彎月的兩端點連接成一條線，然後將此

線延伸至地平線，與地平線的交點即是正南（如果身在北半球，即是正北）。

- 解讀星象。

  將大熊座最左邊兩顆星，從下至上畫一條線延伸出去，這條線會指向北極星。北極星是最靠近地軸北極指向的可見恆星，但由於地球自轉造成地軸搖晃，北極星的位置並非正北（經線的交會處，即地球北極點）。

- 觀察天氣。

  大氣環流使地球表面的風向基本上從西吹向東。然而受到各地區的局部天氣變化影響，這個方法的可靠度較低。

- 仔細聆聽啄木鳥的聲音。

  北半球的啄木鳥大多在樹木南面啄洞築巢（牠們也會在不同方位啄洞，只是比較不常見）。使用這個方法時，請多檢查幾棵樹。

- 檢視樹樁、花朵和青苔。

  樹樁南面的年輪密度比較寬，花朵通常也會面南開花，即使在陰天也是如此。青苔則多長在樹幹或岩石的北面，因為曬到的陽光較少。

遇上暴風雪

● 查看樹木或電線桿的底部。
面南側有太陽光的餘熱，會讓樹木或電線杆底部的積雪呈現彎月狀。

● 查看湖的邊緣。
結凍或覆雪的湖面會出現冰浪（sastrugi）——由盛行風吹起的不規則冰脊，方向從西吹向東。

如何移動

一旦確認東西南北的方位後就可以開始移動。

● 在山谷裡往南北向移動。
北美地區的山谷受到古老冰河切蝕並且往南北極退縮的影響，多為南北走向（歐洲的山谷則多是東西走向）。

● 沿著河流往東西向移動。
溪流大多為東西向，較長的河流也有可能為南北向。

● 計算時間與距離。
成人徒步在濃密樹叢中穿梭，一天大約能走 5 到 7 公里。

在其他較適宜行走的地形，一天走 30 公里（或一小時 5
公里）也是有可能的。

● 避免往高處爬。
往高處走會增加相當多的行走時間。山區健行每上升 1 公
尺，會比在平地行走多花一分鐘半。

身在城市裡

● 查看手機。
就算沒有網路連線，手機內的指針軟體仍可運作。

● 觀察旗幟。
從西方吹來的盛行風會將旗幟吹向東方。最好觀察位於高
樓頂端的旗幟，才不會受到靠近路面的旋風影響。

● 拜訪老教堂。
年代較久的基督教教堂正門為南北向，中殿為東西走向。
（此規則不適用於猶太會堂或清真寺。）

● 觀察碟型衛星接收器。
因為通訊衛星軌道的位置，北半球的碟行衛星接收器會面

南朝向赤道。

- 觀察老舊建築。
  長年未清理的老舊建築在面西那一側會堆積較多煙塵,面南的那一側因陽光直射可能會退色泛白。

- 觀察街道標誌。
  在美國,以數字命名的街道通常是南北走向,以人名命名的街道則是東西走向,但這個判斷方法不一定可靠。在美國近八成的城市中,以數字命名的街道不是往南,就是往北,又稱做「費城系統」,然而紐約市是最知名的例外。

如何閃避無人機

軍事無人機

1 避免成為目標。

軍事無人機能追蹤任何目標，你的最佳機會是一開始就不讓無人機的操控者辨識出你。

2 遠離手機。

軍事無人機可以透過影像和電子設備來監視並確認目標，所以不要使用電子設備執行任何可能追蹤到你的動作，像是打電話、寄電子郵件、發簡訊、瀏覽網頁或使用應用程式等。在許多案例中，都是操控者透過雙眼或電子資訊確定是目標而不是其家人或朋友正在使用手機，然後命令無人機發動攻擊。

3 謹慎選擇遮蔽物。

無人機會在目標上方 7,000 至 9,000 公尺的高空不斷盤旋，並且在燃料快要用盡前立刻派另一架過來替補，無論如何你都會一直受到監視。除非建築物內連接地鐵或附近其他建築物，能提供多個逃離路線，你才能躲進去。

4 改變容貌。

一進入室內立刻變妝，換件衣服、戴上帽子再離開。

5 利用天氣。

等天氣變壞再從建築物離開。軍事無人機能在惡劣的天氣運作，但雲霧、大雨或冰雪等可能會妨礙操縱者目視確認目標。

6 保持警覺。

你很難用雙眼察覺到無人機的行蹤，但傳言在某些天氣條件下，人類能聽到無人機的聲音。如果你懷疑自己已成為攻擊目標，在發動攻擊之前你只有幾秒鐘的反應時間。

7 躲入地下。

美軍「掠奪者」（Predator）與「掠食者」（Raptor）無人機的完整武器系統是機密，但可以確定它們都裝載了高爆炸性飛彈。你最佳的求生機會是躲到地下碉堡、山洞、石

造或磚造建築的地下室。

無人機群

小型的多旋翼無人機非常容易操控，加上人工智慧等新科技配備，讓無人機群能協同飛行並自動追蹤目標。當你被一整群的無人機盯上時，可採取以下行動，想辦法躲過偵察或攻擊。

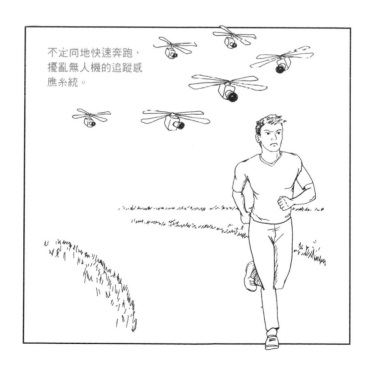

不定向地快速奔跑，擾亂無人機的追蹤感應系統。

1 沿著之字形路徑快速奔跑。

你無法跑贏無人機，但不定向的快速移動可能使追蹤型無人機的感應器發生混亂，讓你有時間逃跑（除非無人機已經群聚飛行在你前方）。

2 快速移動到樹林裡。

小型無人機經過障礙物時，損壞和故障機率很高。跑進森林或樹木茂密之處，讓無人機無法輕易追上你。請注意，無人機也有可能在高處盤旋，等著你從樹林出來。

3 保持隱匿。

小型無人機受限於電池容量，大約飛行三十分鐘後就會沒電。如果你能躲久一點，也許可以逃過追擊。

4 利用黑夜。

美國聯邦航空總署規定不能在夜間使用無人機。壞蛋大概不會遵守這項規定，但無論如何，無人機的鏡頭無法追蹤看不見的目標，所以黑夜來臨時就是你逃跑的好時機。

5 把無人機打下來。

用毯子、掃把或其他物品將靠的太近的無人機打下來。但要注意，其他小型無人機可能會立刻聚集在你（目標）的上方。

▸ 不要以為風大的日子就很安全。高級的多旋翼無人機配有精良的穩定系統，能在疾風中飛行。

▸ 無人機尚未能在水中運作，因此潛到水面下游泳離開，也許就能逃離搜捕。但無人機可能會在水面盤旋，當你浮出水面時就能再次鎖定你。

隱私外洩時如何自保

如果被「駭」了怎麼辦

1 立刻行動。

失竊的個資被使用前,一般會先在暗網上被多次販售。越快停用帳號並更換密碼,個資的利用價值就越少。

2 換用預付卡手機。

手邊最好要留一隻隨時充滿電、用現金繳費的備用預付卡手機。可以的話,將主要手機的 SIM 卡換到預付卡手機上,用來聯絡信用卡公司、銀行或其他金融機構,將你的帳戶停用或更改聯絡資訊;用市內電話聯絡也可以。

3 不要跟駭客談判。

跟寄垃圾電子郵件一樣,屬害的駭客會同時向數千甚至數萬名受害者發動攻擊,然後等待其中少部分受害者回應。

如果你被要求付贖金，回應竊盜者的要求只會吸引他們的注意，讓你變成軟弱、焦慮、容易下手的對象。

4 不要打開不知名的電子郵件或連結網址。

這些可能是偽造或惡意的訊息。

5 假設你的資料已經不見了。

付比特幣或其他贖金也無法讓你要回資料。駭客通常沒有什麼榮譽感，就算你付了錢也不會解鎖你的電腦或恢復你的資料。如果你有經常備份資料，不如直接買台新電腦。

6 搜尋網路。

可能已經有人破解駭客的病毒或發現解鎖的鑰匙，並且好心地分享在安全的網站上。

7 保持警覺。

竊取身分者通常會找認識的人下手。觀察親友最近是否有令人起疑的行為，像是獲得意外之財、持有印了你名字的信用卡，或是詢問關於你的私人資訊。

專家
建議

▸ 將帳號設定雙重認證的保安效果還不錯，但前提是你的

手機沒有被偷或被駭。

▸ 啟動金融機構的簡訊與電子郵件通知功能，留意每一筆
交易。

▸ 將密碼用暗號或代碼的方式寫在紙上，例如對應字母表
的順序，用數字取代字母，反之亦然。然後將寫有密碼
的紙放入保險箱中。

▸ 讓你能夠「鎖住」信用資料的線上網站，最容易成為駭
客的目標。

▸ 使用多張信用額度較低的信用卡，比只有一、兩張高額
度信用卡更安全。

▸ 避免駭客入侵電腦的其中一種有效方法就是拔下電腦的
插頭，以及家中其他有連線的設備。駭客無法入侵沒有
啟動的電子設備。

▸ 用膠帶或紙板蓋住電腦的攝影鏡頭，這麼做無法阻止駭
客入侵，但能阻止有心人士從遠端觀看或記錄鏡頭照到
的資訊。

如果被「肉搜」了怎麼辦

此處指的是遭駭客或網路匿名人士惡意收集和公布個人信息，包括姓名、生日、住家地址、身分號碼、帳號和密碼，讓有心人士透過網路詐騙、攻擊並傷害你。帶有惡意者甚至會使用這些個人資料登入社交媒體或建立假帳號，寄送假電子郵件和訊息，發布一連串可能造成傷害的假貼文和訊息，讓受害者防不勝防。

1 找可靠的朋友或專業資訊技術人員幫你封鎖帳號，而且最好避免看到帳號內容。

要解決有心人士惡意盜帳號所引起的問題，不僅費力耗時，還有可能會影響你的情緒和精神狀態——你直接介入可能只會更加生氣，讓第三者幫你會比較好。

2 將這個情況告知平台的資安團隊。

所有的社交媒體、平台、網站和應用程式都有資訊安全管理措施，應該要能即時幫你凍結帳號、改密碼、刪掉惡意貼文並解決問題，甚至追查惡意竊取資料者的身分。

3 報警，將犯罪行為告知相關權責單位。

惡意竊取資料本身並不合法，若是你因此遭受威脅、恐嚇

和騷擾，應該將這些犯罪事實告知警方。

4 設定社交媒體平台的隱私權。

只允許家人和熟人可以看到你的個人資料與發文。

5 個別登入不同的線上帳號。

不要用同一個帳號（例如 Facebook 或 Google）登入第三方應用程式、平台或網站，減少個資曝光的機會。

6 使用虛擬私人網路（VPN）上網，隱藏你的活動紀錄。

如果你不是用 VPN 上網，那麼你的網路服務業者或是任何連接到你的路由器的人或物都能讀取你的資料。VPN 提供了加密的連線通道，使外界無法偷窺你的通訊內容。網路上有多種 VPN 軟體，從免費到每個月十塊美元不等，你可以從中選一個適合你需求的服務。

7 在電腦和手機安裝反惡意程式的工具。

阻止惡意竊取資料者用間諜軟體竊取你的個資。

8 從所有應用程式移除你的個資。

多數應用程式不會要求你使用真名或真實身分，你可以使用假名或將這個空格留白。

9 創建一個「代表」電子郵件帳號,保護你的身分。

統一使用這個代表帳號註冊不常使用的網站或軟體。

10 改變使用者名稱和密碼。

理想上,你的每個網路帳號都應該使用不同密碼。不要用人名或日期當做密碼,請用同義詞和首字母縮寫詞當做密碼,或自由組合大小寫字母、符號、數字和特別的字。不要擔心忘記密碼,因為你總是可以重置密碼。事實上,經常變更密碼是維護帳號安全的基本工作。

如果被「爆料」了怎麼辦

1 快速回應。

如果被發布在網路上的文件、影片或照片是真的(而且有辦法證實是真的),表示歉意並說明已經尋求當事人原諒。如果文件是假的(或無法證實真假),請極力否認。

2 持續反擊。

指控你的敵人(不論是個人、團體或國際級演員),說他試圖讓你難堪、毀掉你的生活,或者是要讓你無法專注於重要工作上。

3 讓家人環繞身旁。

聚集伴侶、孩子和其他你能找到的家人一起拍照，展現團結一心的氣勢，為自己塑造出自信且值得信任的模樣。或是在家庭野餐、運動賽事等場合邀請媒體來拍照，表現出以家庭為重的形象，而你的家人也一直支持你。

4 不要說謊。

錯誤或過度解釋你的行為可能會引發一連串新話題。

5 接受事實，快速邁向新生活。

當被問到關於醜聞事件時，就說你現在只想專注在「重要的事情」上，也就是陪伴家人或投入工作。

6 如果醜聞持續延燒，暫離風暴圈或是躲在復健中心。

遠離公眾目光可能會有幫助。網路消息汰換得很快，大家可能過幾天就會忘了你，去八卦別的新聞。或是告訴大家你有藥物或酒精成癮的問題，所以才會做錯事。接著住進安全隱密的治療中心，過一陣子再出現在大眾面前並請求原諒。

智慧家電變得比你聰明時該如何自保

你的智慧互連房屋可能開始以看似微小無害的方式干預你的生活，而且逐漸變得越來越明顯，接著就會試圖掌控一切。請注意以下危險信號。

1 電子裝置變得比你還有趣。

你的虛擬助埋開始領導餐桌上的話題，大家聊天的對象變成它而不是你。透握網路連線，它可以立刻找到新聞、天氣預報、食譜、音樂，以及關於宗教和生命意義的哲學妙語。如果你開始有這種感覺，你的智慧房屋可能正在盤算如何取代你的地位。

2 你的另一半在臥房裡的一舉一動都受數據影響。

你的伴侶可能對記錄睡眠的應用程式很著迷，臥房內的親密氣氛逐漸被睡眠品質的數據所取代。上床睡覺的時間越來越早，睡前的「枕邊低語」可能嚴重影響動態睡眠的計

算而被禁止。深夜約會也會被記錄下來，對睡眠數據造成負面影響。

3 你變得倚賴監測數據。

智慧房屋能追蹤家中所有數據，包括快速飛升的用電量。你的手機可能會用提醒功能不停轟炸你，因為你浪費三分鐘時間沖澡、頻繁開關冰箱門，或是把吐司烤得焦黑。你越是斤斤計較電力的消耗狀況，就越仰賴這些追蹤和監測功能。

4 家中有「家事精靈」。

你家的燈光自動改變顏色，電子快鍋自動煮飯，播放的搖滾樂自動換成罐頭音樂，前門還會自動開啟。以上這些和其他自動裝置本應該遵照你的設定原則自行動作，現在卻好像忘個一乾二淨，讓你不知所措，充滿疑問。

5 養育工作外包。

智慧房屋可能取代你的角色，自動寄送指令給你的孩子、幫孩子做功課，並且在睡前播放床邊故事給他們聽。如果孩子不再關心或詢問你人在哪、何時回家，你得開始採取行動，別讓它變得比你跟孩子更親近。

如果智慧房屋遭駭客入侵，或是變得擁有自我意識並試圖控制一切

1 關掉手機。

智慧房屋可能會利用網路定位監控你的行蹤。

2 關閉虛擬助理。

駭客可能透過 wifi 連線的玩具命令虛擬助理打開前門。

3 遮蔽監視器的鏡頭。

智慧房屋可能會使用動態偵測追蹤你的行蹤。用衣物蓋住監視器的鏡頭。

4 拔掉電視的插頭。

智慧電視可能會竊聽你的對話，並把資料傳送到遠端。

5 點蠟燭。

智慧房屋可能會將家裡的智慧照明都關掉，讓你陷入一片漆黑。

6 關閉溫度調節器。

智慧房屋可能會試圖冷死你或熱死你。挖出牆上的控制器，切斷所有線路。

7 關閉供水系統。

智慧房屋可能會試圖控制智慧浴缸或智慧淋浴系統，試著將你沖走或讓你受傷。

8 將玩具和寶寶監視器的電池拔掉。

智慧玩具和監視器可能會監視你的一舉一動並分享出去。

9 取消信用卡。

智慧房屋可能會試著進行金融犯罪、利用亞馬遜購物網，或指示智慧冰箱自動訂購物品，導致累積大筆帳單。

10 打電話求救。

如果你家有 VoIP 網路電話，可能已經被關閉。利用市內電話撥打緊急求救電話或報警，或者打開窗戶呼救。

11 從窗戶爬出去。

如果智慧房屋的保全系統自動將門鎖住，打破一樓的窗戶爬出去，找個安全的地方待著。

遭遇失控的自動駕駛車時如何自救

1 繫上安全帶。

搭乘自動車和普通車一樣，當它失控時，你最好的選擇就是坐在位置上（不論前坐或後座），繫緊安全帶。

2 按喇叭。

如果你在前座，重覆按喇叭，提醒其他駕駛遠離你的行駛路線。如果沒有喇叭或是你人在後座，請採取下個步驟。

3 警示行人。

試著打開車窗，對著行人喊叫警告。如果車子內建的資料集沒被破壞的話，應該能控制車子避開行人和障礙物。

4 保持冷靜。

除非車子遭駭客入侵（參見下個步驟），車子的電腦系統應該有內建故障保險。當感應器出問題或是系統混亂，車

子應該會自動減速，慢慢靠近路邊停下來。

5 注意是否遭到駭客入侵。

如果控制系統遭駭客入侵，車子應該不會呈現混亂狀態，反而會動向相當明確。這種狀況更危險，因為車子原廠的安全設定可能會被取代而變得具有攻擊性。如果車子加速、急轉彎或試圖閃避警察，你得採取下個行動。

6 關閉緊急總開關。

自動駕駛車應設有手動緊急總開關，而且就在明顯的位置，例如儀表板、中控台或方向盤的轉向柱。這個開關應該能讓你控制車子或是強迫車輛安全靠邊停。新型的自動車可能會將手動開關換成程式，這樣成本比較低，但是當車子被駭時，程式總開關也會被駭客控制。

7 跳車。

這是最後的手段，而且只能在車速較慢時進行，最好跳到草地那種較柔軟的表面（參見「如何從移動中的車輛跳車」）。如果車子移動速度太快，請考慮車對車的移動（參見「如何從 A 車跳到 B 車」）。

電力輸送網中斷時如何應對

若遭遇全國範圍的惡意攻擊,整個國家可能會有 75% 的高壓電設備遭受實體或/和網路攻擊而摧毀。在這種狀況下,完全恢復需要花上好幾年時間,就算優先重建一部分電路網也需要數月之久,因為製造電氣設備需要前置作業,也不一定有足夠的庫存能夠緊急供應。如遭遇這樣的情況,請採取以下步驟。

1 保持冷靜。

除非你當下即遭受來自激進他國入侵者的實質攻擊,不然請留在原地。你需要時間了解停電的原因及受損程度,不要輕易相信無法確認真偽的耳語或小道消息。

2 了解情況。

用可換電池的收音機收聽緊急廣播。業餘無線電愛好者(火腿族)可能是珍貴的資訊來源,他們的廣播頻道只需

要一架發電機就能運作。如果你手邊剛好有收音機，請好好利用。

3 收集緊急物資。

除了儲備水、罐頭和乾燥食物，你會需要：

▸ 一架發電機和燃料，或太陽能電池，或小型風力發電機
▸ 攜帶式光源及足夠的電池，最好是標準型而且可以充電的電池
▸ 露營爐具和足夠的瓦斯
▸ 火柴
▸ 適合各種氣候的衣物
▸ 品項齊全的急救箱
▸ 一輛腳踏車
▸ 地圖
▸ 可以打發時間的書和遊戲

4 獲得可靠消息。

如果電力公司和政府當局能即時聯繫，評估電力系統受損的程度和修復時間，就能盡快告知大眾。也許只要幾個星期，政府就會透過廣播告知民眾，並且告訴你是否該留在原地，或撤離到其他地方。

5 參考地圖。

軍事基地通常會有備用電源、補給品與安全保障。軍方可能為了這樣的情況進行過多次演習，並且做好準備。如果你不能或不願意留在原地，而附近剛好有這樣的軍事基地，請優先將基地當做移動的目的地。

6 白天步行或騎腳踏車移動。

晚上移動會變得相當困難且危險，還會浪費電力。避免開車，因為沒有汽油，而且交通號誌無法運作。

7 移動到城市區域。

人口較密集的地區會優先恢復電力，最後才是人口稀疏、位置相對偏遠的鄉村區域。請考慮移動到水力發電廠附近的城市，像是（美國）奧勒岡州的波特蘭和水牛城，或是紐約州的尼加拉瓜瀑布城。

如何對抗網路霸凌

1 不要回應。

過度關注或過度反應只會助長霸凌，所以請先忍住衝動，不要急著回應對方的威脅。不同於非網路的霸凌，網路霸凌者只能從你鍵入的訊息來判斷你的反應。

2 尋找支持者。

聯絡值得信任的人，即使是透過網路認識的人也可以，然後向他述說你的狀況。如果之後有相關單位介入，這位支持者能證實你所說的事情。

3 保留詳細紀錄。

記錄被霸凌的情況，將所有威脅訊息、照片和影片備份，將對話和電子郵件列印出來。

4 登出所有帳戶。

從社群平台或應用程式登出，不要讓霸凌者有管道繼續霸凌你。

5 讓電子設備處在低電量的狀態。

低電量模式應該能限制背景資料數據的存取，停用不必要的應用程式。

6 調降手機資費。

降低資費，選用最低速或最小流量限制的網路。考慮「非智慧型」手機或翻蓋手機，避掉各式各樣擾人的訊息。

7 試著遠離網路。

雖然現代人生活顯然無法沒有網路，但你可以開始限制上網的時間，從一天上網五小時，慢慢地減少至一天一小時，並且維持四天以上。可以考慮培養新的興趣（烹飪、繪畫或動手術），填補不再上網後空閒下來的時間。

8 聯絡警察。

如果霸凌者還是不收手，將他或她的行為告知權責單位，同時附上備份好的證據。

如何辨識假新聞

1 檢查網址。

以「.lo」結尾的網站,或將知名新聞網站加上「.com.
co」,這兩種類型的網站通常標題和內容都相當偏頗,只
是為了引誘你點擊罷了。

2 進行網站名稱和網域的分析。

雖然不一定是虛假或偏頗內容的指標,但網域名稱有
「wordpress」或「blogger」,意指該網站是個人部落格,
而非合法或受到認可的新聞來源。許多公正公開的自由記
者的確有在經營個人部落格,所以你該好好運用自己的判
斷力,思考網站內容究竟有幾分真假。

3 查看網站中的「關於我們」,或注意該網站是否缺少完整
的自我介紹。

沒有清楚標明擁有者,只留電子郵件等聯絡資訊,對於這

樣的網站應該保留懷疑態度。

4 注意錯字、文法問題、大寫或過度使用驚嘆號！！！！
缺乏審定校對的內容，代表可能是由網路機器人或新聞聚合器程式寫出來的。

5 對照 Snopes 事實查核網站和維基百科。
將消息來源鍵入這兩個網站，查看是否合法或有詐騙的疑慮。如果你覺得維基百科的內容本身就有偏頗，點入網頁右上方的「檢視歷史」，查看資料提供者或建檔人。

6 注意你的情緒。
點擊誘餌網站通常會選用情緒性的字眼（不論是好是壞），以激起閱讀者的反應，讓你更想分享故事或點入更多連結。如果你發現自己處於過度沾沾自喜、自滿或憤怒的情緒，請考慮尋找其他消息來源來了解這項議題。

7 有意識地抗拒點擊誘餌。
使用誇大、誤導或條列式標題的網頁，很可能就是點擊誘餌。這樣的網站可以透過點擊率或分享率而獲利。有些合法或遊走於合法邊緣的新聞網站也可能使用聳動標題，請記得多方搜尋消息來源以佐證新聞內容。

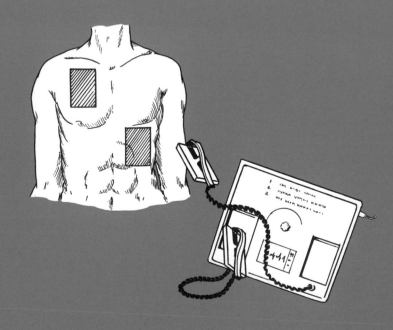

第六章

緊急狀況

如何使用體外心臟去顫器恢復心跳

自動體外心臟除顫器又稱自動體外電擊器，經常出現在電影和影集中。演員會手拿兩個墊片，並且大喊「閃開」，然後以強力電流電擊心臟。在過去，這種機器是很重、很昂貴、只有醫院才有的設備，現在小型體外心臟除顫器變得普及多了，在游泳池、健身房、機場和其他公共場所都能找到。

學習如何使用自動體外心臟除顫器，和心肺復甦術（CPR）同樣是美國心臟協會基本救命術（BLS）的一部分。心肺復甦術（包括口對口或口對閥人工呼吸，以及按壓胸口的心臟按摩）仍是基本救命術最重要的步驟。救援人員一旦確認患者失去意識、沒有脈搏或呼吸，應立即施以 CPR。體外心臟除顫器只能用在突發性心臟驟停的情況。

如何使用體外心臟去顫器

1 按下按鈕，啟動去顫器。

多數機器會同時有語音和文字提示。

2 脫掉病人的上衣與身上的飾品。

3 將墊片放在病人的胸口。

一個墊片放在右上胸的右側，另一個墊片放在左下胸，位置可參考機器 LED 面版上的圖示。

4 將墊片接上機器。

心臟去顫器會分析病人的心律節奏，並判定他或她是否需要電擊。此時不要碰觸病人。

5 如果機器判定病人需要電擊，會以語音和文字提示指引你，通常是按下某個按鈕來進行電擊。

在電擊前，確定沒有人正在觸摸病人。第一次電擊後，機器會自動在兩分鐘內確認病人的心律節奏，判斷病人是否需要第二次電擊；如果需要，會指引你進行電擊。

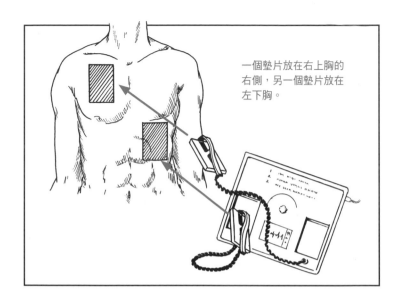

一個墊片放在右上胸的右側,另一個墊片放在左下胸。

 進行電擊後,或是在兩次電擊之間檢查病人的呼吸道、呼吸及脈搏。

如果病人仍然沒有脈搏和呼吸,請由經過 BLS 訓練合格的人員進行基本 CPR 動作。如果病人有脈搏但沒有呼吸,開始進行口對口人工呼吸。

專家建議

當心臟驟停時,心臟發出的電波會變得紊亂,導致心臟停

止跳動。發生心臟驟停的病人會停止呼吸，脈搏變慢，變成所謂的「細脈」（快速且虛弱的脈搏）或完全停止，並且意識不清。

如何施行氣管切開術

這項手術的全名為環甲膜切開術（cricothyroidotomy），只有當病人的喉嚨堵塞，完全無法呼吸 —— 沒有喘氣聲或咳嗽聲 —— 並且你已試過哈姆立克急救法（Heimlich maneuver）三次還是無法移除堵塞物，而病人逐漸失去意識時，才建議使用。進行手術前，請先聯絡附近的醫院急救部門。

所需器材和裝備

你不會有時間消毒工具，所以就別麻煩了。

▸ 急救箱裡可能有氣管內管（氣切管）

▸ 刮鬍刀、非常銳利的刀子或美工刀

▸ 抽掉墨水管的原子筆管或硬卡紙捲成的紙捲

如何進行

1　找到病人的喉結（甲狀軟骨）。

2　將手指從喉結往下移動 3 公分，直到你摸到另一個凸起物。
　另一個凸起物是環狀軟骨，兩者之間的凹陷處就是環甲膜，這裡就是切口處。

3　切開一個 2 公分的切口。
　用刮鬍刀或小刀切開，切口應有 1 公分深，而且不應該流出太多血。

4　打開切口。
　捏一下切口或伸入手指打開它。

5　插入管子
　將管子放入切口大約 3 到 4 公分深處。

6　對著管子快速吹兩口氣。
　然後暫停五秒。接著每五秒吹一口氣。

7　若手術正確，病人胸部會開始起伏並逐漸恢復意識。
　雖然有點困難，但病人應該能自行呼吸，等待援助抵達。

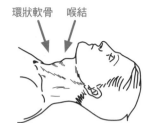

環狀軟骨　喉結

找到喉結和環狀軟骨之間的凹陷處。

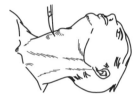

切一個 2 公分的切口，約 1 公分深。

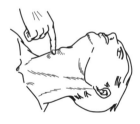

捏一下切口，或伸入手指打開它。

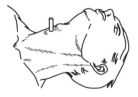

插入管子大約 3 到 4 公分深處。

心臟病發時如何自救

1 咀嚼阿斯匹靈。

一但察覺有心臟病發作的跡象，立刻吃一顆阿斯匹靈
（325mg），或四顆小劑量（81mg）的阿斯匹靈，嚼碎然
後吞下。咀嚼可以會讓阿斯匹靈更快進入血液。心臟病發
作的原因通常是供給心臟氧氣的血管阻塞。阿斯匹靈無法
阻止心臟病的發生或移除血管內的阻塞，但它可以阻止凝
血細胞（血小板）堆積在阻塞處。

2 通知他人。

告訴身邊的人你心臟病發作，請他們聯繫醫院急救部門。

3 降低心臟的耗氧量。

停止身體的一切動作。心臟跳得越快，消耗的氧氣就越
多。想一些可以讓你冷靜下來的事情，讓心跳降到每秒一
下。如果你的手錶有秒針，專注看著秒針的移動，每動一

下就想著或唸出「心跳」，並且重覆這個動作。

4 增加輸送到心臟的氧氣量。

躺在地上，抬高雙腳，盡可能讓血液往心臟集中，以減少心臟輸送血液的工作量。打開窗戶，增加室內空氣的含氧量。如果可以取得氧氣筒，將鼻導管放入鼻孔，轉動旋鈕到 4 公升的位置（或直到你感覺氧氣從鼻導管流出）。用鼻子慢慢深呼吸，再從嘴巴吐氣。

5 進行「咳嗽心肺復甦術」。

呼吸，接著每三秒咳嗽一次。用鼻子呼吸，然後想著「心跳、心跳、心跳」，接著咳嗽。咳嗽能夠讓你不至昏厥，幫助你保持意識清醒。持續重覆以上動作，直到能進行傳統心肺復甦術。

專家
建議

不要進食或喝水。你可能需要到醫院進行「疏通」血管的手術，而你消化道裡的食物或液體會讓治療變得更麻煩。

如何在車子後座接生

嘗試自行接生之前，請先盡最大努力前往醫院。沒有任何方法能事先得知胎兒何時準備出生，即使你覺得來不及了，說不定還是有可能趕到醫院生產。即使破水了，也不代表會立即生產。破水流出來的液體是羊水，和胎兒一起被包覆在羊膜內，讓胎兒可以漂浮其中、自由移動。就算羊水漏出來了，可能也要好幾個小時後才生產。基本上出生的時間是由胎兒決定，看他們是否準備好要離開子宮。不過要是你太晚出門或遇到塞車，萬不得已必須自行接生，請熟知以下基本概念。

1 將後座準備好。

拿乾淨的乾毛巾或 T 恤，或手邊任何類似的東西墊在產婦身體下方。

2 引導胎兒的頭。

當胎兒從子宮往外移動，胎兒的頭部，也就是整個胎兒體積最大的部位，會首先撐開產婦的子宮頸，以便剩下的身體通過。當胎兒的頭探出來時，請好好撐住胎兒的頭，再托住胎兒的身體，慢慢引導胎兒往外移動。托穩胎兒的頭部，過程不要急，避免在產婦的子宮頸或陰道口造成過大的撕裂傷口。

3 清理呼吸道。

不要拍打嬰兒的屁股企圖讓他哭出聲，嬰兒會自行呼吸。如果需要的話，輕捏嬰兒的雙頰，或用手指清除嬰兒嘴巴裡的液體。

4 讓嬰兒保持溫暖和乾燥。

擦乾嬰兒的身體，幫他保持溫暖，與母親溫暖的肌膚接觸是最理想的辦法。這時候臍帶仍處於連結的狀態。

5 將臍帶打結。

出生後，等待三十秒再將臍帶打結，讓胎盤的血液流向嬰兒。用繩子（或鞋帶）在臍帶靠近嬰兒身體幾公分的地方打個結。除非你還要幾個小時才能抵達醫院，不然不需要馬上剪斷臍帶。如果必須剪斷臍帶，在臍帶靠近母體幾公

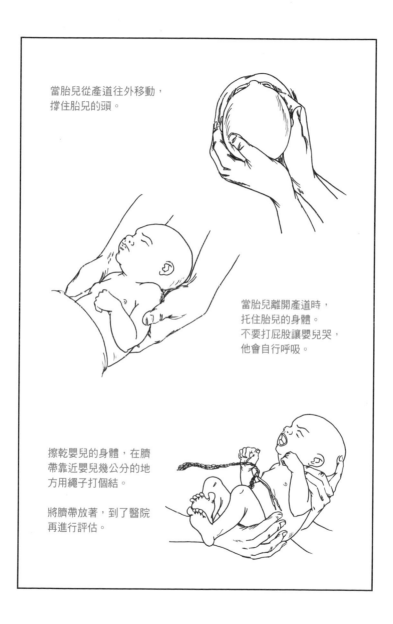

當胎兒從產道往外移動，
撐住胎兒的頭。

當胎兒離開產道時，
托住胎兒的身體。
不要打屁股讓嬰兒哭，
他會自行呼吸。

擦乾嬰兒的身體，在臍
帶靠近嬰兒幾公分的地
方用繩子打個結。

將臍帶放著，到了醫院
再進行評估。

分的地方再用繩子打個結，然後從兩個結之間剪斷。將剪下的臍帶留著，到了醫院再進行評估。

6 注意胎盤。

胎盤通常在胎兒出來後接著排出，快則三分鐘，慢則半小時。胎盤排出之後用力按摩子宮，以減少母體失血。如果胎盤沒有自行排出，或是輕拉臍帶之後仍沒有排出，就等到醫院後再清理胎盤。當你忙著照顧產婦時，不要忘記讓嬰兒保持溫暖。

專家建議

如果胎兒的腳或屁股先出來，屬於臀位分娩。這種分娩的危險性在於胎兒的身體離開母體後，頭卻卡住了。孕婦生產前會先照超音波或給醫生檢查，來確認胎兒的胎位。若遇上胎兒臀朝下的情況，通常會選擇剖腹產。臀位分娩並不常見，大約佔總數的 3%，若真遇上這種情況，對產婦與胎兒來說最安全的方式還是到醫院生產，最好不要自行接生。

發生地震時如何自救

1 如果你在室內，待在原地。

▸ 躲到堅固的書桌或桌子底下並且抓牢，或是移動至門廳和柱子周圍。

▸ 如果你沒辦法躲到更安全的地點，蹲低身體並用手臂遮掩頭頸部位。

▸ 遠離窗戶、壁爐、沉重的家具和家電用品。

▸ 遠離廚房，因為廚房裡有瓦斯管線。

▸ 大樓正在搖晃時，或是無法站穩、容易跌倒、可能遭掉落的玻璃或碎石砸中等會讓自己受傷的情況下，不要貿然跑下樓或跑出室外。

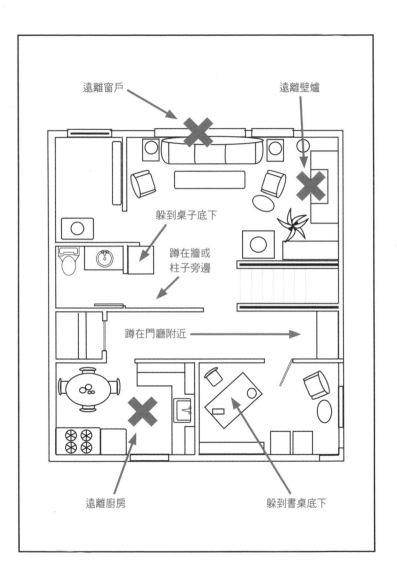

遠離窗戶

遠離壁爐

躲到桌子底下

蹲在牆或
柱子旁邊

蹲在門廳附近

遠離廚房

躲到書桌底下

2 如果你在室外，移動到空曠的地方。

> ‣ 移動到街道中央或空曠處。

> ‣ 遠離建築物、電線、煙囪和其他可能掉落的東西。

3 如果你正在開車，小心停車。

> ‣ 將車駛離車陣，越遠越好。

> ‣ 不要將車子停在橋上、橋下和天橋下，也不要停在樹下、路燈下、電線下和路標下方。

> ‣ 待在車內直到地震停止。再次上路時，注意路面裂縫、掉落的石頭和路面凸起物，遠離橋樑與天橋。

4 如果你正在山區，注意滾落的碎石。
注意因地震而鬆動滾落的石頭、樹木或土石坍方。

5 地震停止後，檢查受傷狀況，並施以必要的急救包紮或立刻尋求協助。
不要試圖移動重傷者，除非現場情況有可能使傷者更加危險。用毯子蓋在受傷者身上，並立即尋求醫療協助。

6 穿上結實的厚底鞋。

穿上可以保護腳底的鞋子，避免被碎玻璃和尖銳物刺傷。

7 檢查情況。

▸ 起火：立刻撲滅家中或鄰居的火勢。

▸ 瓦斯外洩：如果管線破裂或聞到臭味而懷疑瓦斯外洩，立刻關閉瓦斯管線的主開關閥。不要使用火柴、打火機、卡式爐、烤肉架或電器設備，直到確認沒有瓦斯外洩的情況。使用上述器材都有可能產生火花，引燃外洩的瓦斯，造成爆炸和火災。如果你已經關掉瓦斯就不要再開啟它，留給瓦斯公司的人來處理。

▸ 電路損壞：如果室內配線有任何問題，可能造成危險的話，將電箱裡的總電源關閉。

▸ 掉落的高壓電線：不要碰觸掉落的電纜線，或任何接觸到電纜線的物品。

▸ 物質外洩：清理打翻的藥劑、藥品或其他化學物質，像是漂白劑、強效清潔劑或有腐蝕性的液體。

▸ 掉落或損壞的煙囪：靠近掉落的煙囪時要小心，如確認

煙囪損壞請不要使用，否則可能會引發火災，或是將室外的有毒氣體引入室內。

▸ 掉落的物品：當你打開衣櫥和櫥櫃時，小心不要被架上滾落的物品砸傷。

8 檢查食物和水。

如果沒有電，有計畫地先食用冷凍食品或容易腐敗的食物。只要不隨便打開，冷凍庫應該還能保冷幾天。若盛裝食物的容器是開的，要注意裡面是有否掉進碎玻璃或尖銳物品。如果停水，可以喝熱水器、馬桶水箱（但不是馬桶裡面）、融化的冰塊或罐頭食物的水，避免飲用游泳池和水療池的水。

9 做好面對餘震的準備。

大地震過後，可能還有接踵而來的大小餘震。

專家
建議

▸ 暫停使用網路，只有需要醫療或遭遇火災等緊急情況才使用手機。如果手機不通或訊號塞車，請就近尋求他人幫助。

▸ 不要期待消防員、警察或是醫護人員能立即幫助你,他們通常很忙碌。

▸ 如果你被困在倒塌的建築物裡,重複拍打金屬管線或其他金屬製品,讓搜救人員知道你的位置。

如何安全躲過龍捲風

在空曠處步行時

1 躲進最近的建築物。

就近尋找住家、辦公室、學校或其他鋼骨建築物避難。

2 如果找不到建築物,就地躺平並遮蓋頭部。

當龍捲風襲擊時,如果你人在室外無處避難,請平躺在溝渠或低窪區域,並用雙手遮蓋頭部。

在開車時

1 留在車內。

就算跑到車外也沒有其他防護避難處,而且很可能被風吹得連站都站不直。

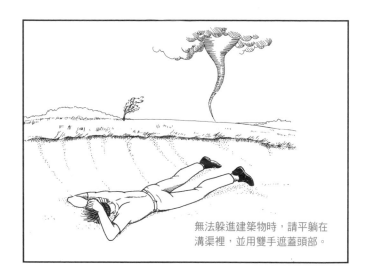

無法躲進建築物時，請平躺在
溝渠裡，並用雙手遮蓋頭部。

2 如果沒有塞車，把車開到建築物旁停放。

如果你在鄉間小路上，視線還算清楚的話，盡速開往附近
鋼骨結構的建築物旁（有地下室更好），就地避難。

3 駛離龍捲風的路徑。

如果你正開在渺無人煙之處，附近沒有任何建築物，而你
可以清楚看見龍捲風的動向，請評估它的移動路徑。如果
它正朝你撲來（看起來沒有向左或向右移動，只是變得越
來越大，而且角度不變），盡快朝南駛離龍捲風的路徑；
往北開比較有可能衝進大雨和冰雹中。

4 躲進後座。

如果你被困在車陣中，又剛好在龍捲風的移動路經上，或是在視線不佳的暴雨中，請移動到後座，遠離擋風玻璃。趴在後座腳踏墊上，背部彎曲，頭部和四肢往內縮成胎兒姿勢。

5 千萬不要離開車子。

不要離開車子或嘗試跑到天橋下，或是躺在溝渠內，因為你可能會被捲起的物品殘骸擊中，包括你的車子。

在有地基和地下室的房屋裡

1 盡速移動到地下室或是地下避難設施，把門關緊。

2 如果有窗戶，請離它遠一點。

3 穿上鞋子。

鞋子可以保護雙腳，避免碎玻璃、釘子、木板碎片和其他碎片的傷害。

4 如果有安全帽，把它戴上。

5 躲到被單或桌子下。

保護自己，避免被落下的碎石或物品砸傷。

專家
建議

不要為了「平衡室內壓力」而把窗戶開個小縫。房屋並非氣密狀態，開窗只會讓風吹進屋內，危險的話甚至可能吹垮整面牆。

在沒有地下室的房屋裡

● 移動到室內。

盡量集中在建築物中心，讓你和龍捲風之間隔越多道牆越好，以免被風捲起的物品擊中。浴室是個好選擇，牆壁裡的管線可加強堅固程度，提供額外的保護。

在學校、辦公室或沒有地下室的鋼骨結構建築裡

● 移動到室內最底層，並且遠離窗戶。

遠離音樂廳和體育館，這類建築的屋頂通常會最先被龍捲風吹垮或捲走。

在設計上無法抵禦超級強風的建築裡

● 立刻步行離開，到別處避難。

如果你身處結構脆弱的建築，像是穀倉或組合屋，並且確定該建築位在龍捲風襲擊路徑上，請尋找鄰近結構較堅固的房屋避難，最好是走路或跑步就能抵達的距離。

專家
建議

▸ 開車避難之前，謹慎考量你是否能即時抵達具有保護功能的建築。然而龍捲風的警報範圍不到 1 平方公里，你不太可能很早就知道自己是否處在龍捲風直接襲擊的路徑上。龍捲風還曾襲擊因緊急疏散而堵塞的車陣，造成

嚴重傷亡。

▸ 多數龍捲風以每小時 50 公里的速度行進，只會在原地
停留數分鐘，行進距離也只有數公里。

▸ 龍捲風警報可能會在暴風來襲之前幾分鐘才發布，而颶
風通常能事先預測，讓大眾有更多時間疏散。如果你收
到了颶風緊急撤離的命令，最安全的選項就是聽從指
示，盡速離開該區域。

如何處理掉落的高壓電纜

遭遇龍捲風或暴風雨等劇烈氣候變化時,高壓電纜可能會承受不住強風而斷裂掉落。

當你人在車內

如果你在車內,而掉落的電纜或電線桿剛好接觸到車子,待在車內並向外求援,直到援助抵達。

1 若你必須離開,請開車門。

如果車輛失火或你身受重傷,無法等待救援,請打開車門。當你身上有任何部位接觸到車體時,你的腳或任何其他部位千萬不要同時接觸地面。

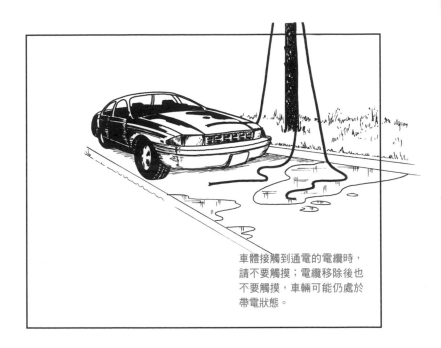

車體接觸到通電的電纜時，
請不要觸摸；電纜移除後也
不要觸摸，車輛可能仍處於
帶電狀態。

2 跳離車子。

爬上座椅，雙臂在身體兩側夾緊，以跳躍的方式跳離車體，用雙腳著地。離開車子後，請遵照以下的指示。

當你人在室外

1 不要觸摸任何東西。

你必須假設所有電纜都是通電狀態。就算電纜沒有迸出火

花、發出嗡嗡聲或呈「甩動」的情況，也要遠離掉落的電纜以及任何與之接觸的東西。

2 慢慢離開。

電流會從電纜與地面的接觸點向四面八方流動，離接觸點越遠，電壓也會隨之減少。併攏雙腳，保持以鞋跟接觸地面的方式拖著腳走路。

3 不要奔跑。

奔跑或大步快走都有可能使人體形成迴路，導致電壓較高的電流從一腳流進人體，又從另一腳接地流出，增加了重傷或死亡的可能性。

專家建議

▸ 電流會通過任何能導電的物質，包括水、金屬、木頭、鋁製品、繩索和塑膠。

▸ 地面上的水特別危險，因為它在電纜和人體之間製造了一個「通道」。

▸ 當人體接觸高壓電纜附近的荷電粒子就會遭到電擊，不需要直接接觸電纜也有可能觸電身亡。

▸ 千萬不要碰觸曾接觸通電電纜的車子，它可能仍處於帶電狀態。

▸ 千萬不要以為沒有冒火花的電線就是安全的。自動裝置有可能重新啟動電力而沒有事先警示，因此讓「壞掉的」電線變得危險。遠離任何掉落的線路，即使你知道那不是電線也不要靠近，它們有可能接觸到其他電線而變得帶電。

▸ 如果遇到有人觸碰電纜而觸電，大聲呼救，但不要碰觸對方，不然你也有可能因此觸電。

遭遇野火時如何安全逃生

在燃燒的森林中，最安全的區域是已經被火燒過的區域，也就是消防員所謂的「焦土區」。如果你想要離開焦土區，任何決定都需要仔細斟酌。

1 確定風向。

仔細觀察火焰上方的煙霧，看它被吹往哪個方向。盡量觀察高空處，因為高空煙霧比較不受地形或靠近地面的熾熱空氣影響。注意火焰上方強烈旋轉的煙流，如果你看到這種情況，代表有可能形成巨大的火龍捲，而且它的移動方式不受火燒區域的限制。

2 確定上下坡方向。

如果有選擇的話，往下坡方向走。劇烈野火會產生上升的炙熱空氣團，而且火焰往上坡方向擴散更加迅速，燃燒更旺盛，所以說越往上坡越危險。山谷區域可能有水源，也

有較不容易燒起來的植被。

3 尋找防火道。

防火道是由森林管理處鋪設好的道路或礫石路、巨礫原，
或是有水的地方，用來阻止或減緩野火蔓延。它可以劃分
燃燒區域，提供遠離高溫和火焰的安全地點，直到援助抵
達。巨大的突出岩床也能為你阻擋火焰產生的高溫。

4 尋找綠色樹木的位置。

巨大樹木比草皮或乾燥的灌木叢能保留更多水分。如果無
法即時抵達防火道，巨樹區會是個不錯的替代選項。但是
在嚴重乾旱地區，乾枯的樹木也可能成為高度易燃目標。

5 迅速移動。

隨風改向的野火燃燒速度遠比人類奔跑速度快上好幾倍，
如果能取得交通工具，請立刻使用。如果你必須步行，害
怕被野火吞噬，用乾的衣物覆蓋外露的皮膚，在已經燒過
的區域尋找一條安全的路徑。

6 挖掘防火溝渠。

如果你被野火環伺，想辦法移動到附近較低窪的區域。在
山坡側邊挖一個坑洞，上方覆蓋帆布或毯子，再鋪上一層
泥土，然後自己躲進坑洞中。或是挖掘一條 60 至 90 公分

深的溝渠，躺進去，把雙腳朝向火焰的方向，再用泥土覆蓋身體。保留一個通氣孔，等待野火燒過你身處的坑洞。避免藏身朝向山下的溪谷，這類區域常是導引熱空氣和野火向上燃燒的途徑。

專家建議

▸ 不要用浸濕的布料遮掩口鼻。森林野火的超級熱氣遇到濕布而產生的水蒸氣，會讓呼吸更困難甚至無法呼吸。比起灼熱的濕空氣，乾空氣對於肺部比較不危險。

▸ 最涼的空氣就在最靠近地表的地方。如果你被火困住，只有幾秒鐘的時間反應，臉朝下趴在地上，雙腳朝向野火來襲的方向，用外套或額外的衣物覆蓋背部。在地上挖一個小洞，將臉埋入，方便呼吸。

遭遇暴洪和堤防潰堤時
如何應對

1 立刻移動到地勢較高處。

溪谷、溢洪道等低窪地區，以及小溪、河流附近區域會首先遭受洪水衝擊。

2 注意聆聽水聲。

大量水流在狹窄空間中快速移動的聲音，聽起來類似轟鳴的飛機引擎或貨物列車呼嘯而過。如果你聽到持續響亮的噪音，可能是暴洪即將到來。

3 避開潮濕的土地。

濕漉的地面無法吸收突然增加的水分。如果你站在濕氣重或潮濕的土地上，快速移動到乾燥地區。請注意，結實的沙地或泥巴地的吸水能力仍然有限。沙漠中的乾枯河床特別危險，如果你聽到雷聲，即使你身處的地方天氣晴朗，也應該盡快遠離該地。

4 尋找避難處。

不要讓自己被困在空曠處。尋找堅固的建築物，最好由鋼筋混泥土建成，樓高三層樓以上，盡可能移動到最高點，例如屋頂，但是不要躲在閣樓。避開組合屋和任何沒有地基的建築物，還有停在路邊的車輛，就算快速一湧而過的水流只有 10 公分深，以上皆有可能會被沖走。

5 注意殘骸。

洪水——即便是淺水——潛藏著能夠擊昏人的殘骸，也可能含有危險的化學物質。如果你必須橫越湍急水流，手拉手形成人鏈，或使用導索器。

6 發出求救訊號。

用手機求救，或手拿衣物對著救援人員的方向揮舞，設法引起對方注意。

如何從海嘯中生還

海嘯是由地質擾動（地震、海底火上爆發、海底崩塌）與大氣條件引起氣壓突然改變（氣象海嘯），產生一連串波長極長的流動海浪。海嘯可能從數百甚至數千公里之外朝岸邊打來，其引發的海浪高度據聞高達 15 至 30 公尺。

1 如果你在海邊，注意海嘯即將到來的警示徵兆。

海平面突然揚升或退去：岸邊的海水時常會退去一大段的距離，露出光禿禿的海床。雖然無法預知海嘯的浪高，但快速消退的海水是海嘯即將到來的徵兆之一。

搖晃的地面：地震不一定都會造成海嘯，但沿海地區發生地震時，都該預想海嘯發生的可能性。海岸不一定都裝設了海嘯預警浮標，或是該預警系統可能無法正常運作，所以沿海附近居民都應該要有預防海嘯來襲的撤離應變措

施。海嘯襲擊陸地的時間可能在地震過後數分鐘到數小時不等。

持續的轟鳴巨響：從深海而來的大波浪進入淺水區時，可能伴隨著類似貨物列車行駛的隆隆巨響。海浪的高度會隨著海岸地形特徵而快速高升，但是從遠方不一定看得出來。狹窄的海灣地形特別脆弱且危險，如果你能看見遠方海浪即將靠近，就得假設你無法跑贏海浪。

2 如果你在小港口的船上，看到海嘯的警示徵兆，快速行動。
首要選項應是快速停船入港，並往高地移動。如果時間不夠，第二個選項是將船開到開放水域，遠離岸邊，以免被捲入港口或陸地上。海嘯從深海移動至淺水區時破壞力最大，因為地形的改變，海浪會在淺水岩棚相互推擠，形成巨浪；在深水區的船反而感覺不到波浪，船上的人可能根本不會注意到有海嘯發生。

3 如果你在陸地上，立刻移動到高地。
盡量移動到地勢高處，不要停，能爬多高就爬多高。最低安全高度的參考值大約高於海平面 10 公尺。海嘯移動的速度比人快多了，不要耽擱，盡快遠離海岸。避開海灣、小溪和河床等區域，這些地區的水位可能會快速上升。

4 如果你在海邊的高樓旅館或公寓大樓，無法即時離開並移動到高地，請移動到建築物的最高樓層。

高樓旅館的較高樓層算是比較安全的避難處，三層樓以上的鋼筋混凝土建築也可以，都好過試圖穿梭於阻塞的避難路線。如果是較寬的建築物或建築群，其寬面最好與海岸線垂直而非平行，減少海浪沖擊倒塌的危險。

5 如果你沒有其他更好的選擇，躲進車裡，繫上安全帶，關上車窗。

海嘯波浪會捲走車輛，但車子的鋼材結構應該能提供一些暫時的保護，避免你遭受洪流中的殘骸所傷。車子很可能會被海浪沖到遠處，或是保持浮在水面的狀態，直到窗戶破掉為止。

專家建議

‣ 第一波海嘯不一定是最大的海浪。

‣ 海嘯會倒灌入原本注入海洋的河流和小溪。

‣ 海嘯引起的洪水會灌入內陸，距離擴及 300 公尺或更遠，導致水與殘骸覆蓋大片陸地。

▸ 海嘯時常被誤指為潮浪，但兩者是不一樣的。海嘯形成的原因與引起潮汐和潮浪的地心引力並不相關。

超級流感或病毒暴發時
如何自保

如果你沒被感染

1 若已研發出疫苗，請前往接種。

即使不是百分之百有效，還是能縮短感染時間或減緩感染程度。

2 避免接觸人群。

流感潛伏期可能難以察覺，感染者在出現症狀前就已經開始傳播病毒。

3 待在室內。

減少接觸人群和物品的機會，兩者皆是病毒傳播的媒介。

4 不要碰觸任何物品。

多數病毒都是透過雙手接觸傳染，而非透過空氣。每位成

人平均一分鐘內會接觸三十項物品，孩童則是每三分鐘觸摸鼻子或嘴巴一次。流感病毒一旦「附著在物體表面」，數小時候後依然具有感染力。

5 戴手套。

出門時請戴上手套。如果是拋棄式手套，進入非感染區域後請立刻丟棄；如果不是拋棄式手套，請浸入熱水中清洗乾淨。

6 戴一般醫療口罩。

口罩能減少在密閉環境經由飛沫傳染的機會，例如在家裡或醫院。但是不要忘記，接觸傳染才是最普遍的病毒傳播方式。

7 戴防護型過濾口罩。

雖然 N95 口罩戴起來更悶熱、不舒服，但如果穿戴正確，這種口罩防止感染的功效可以比一般口罩更好。口罩必須緊貼著皮膚。不論是哪種類型的口罩，戴過一次後就應該丟棄，不要重複使用。口罩也可以防止你一直碰觸自己的嘴巴和鼻子。

8 經常洗手。

用溫水和肥皂持續洗手十五到二十秒，是避免病毒傳播最

減少接觸他人或物品的機機會：

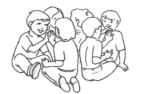

避開孩童聚集的地方

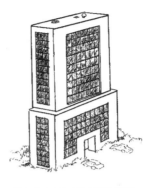

避免待在空氣不流通的場所

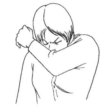

咳嗽時用手肘遮蓋口鼻

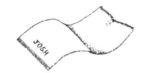

只用自己的毛巾

每天該消毒的物品：

門把

電燈開關

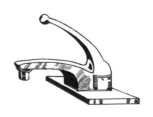

水龍頭

有效的方式。如果不方便洗手，也可用酒精棉片擦手，或是用乾洗手液。

如果你已經感染

1 待在室內。

直到發燒症狀消失（並非使用退燒藥強制退燒）至少二十四小時後才能離開家中。

2 觀察症狀。

流感症狀包括發燒、咳嗽、喉嚨痛、鼻塞或流鼻水、骨頭痠痛、頭痛、打冷顫和疲勞，也有可能嘔吐和腹瀉。

3 補充大量水分。

成人每天應攝取 2,000 毫升的水或肉湯。攝取過多水分也有可能導致低血鈉症（hyponatremia），也就是血液中的鈉含量過低。

4 服用抗病毒藥物 。

醫生可能會開立抗病毒藥物，幫助減緩症狀。染上流感後，越是盡早服用越有效的。

5 知道何時該去醫院。

超級流感可能引起併發症，甚至需要住院治療。這些併發症包含呼吸困難、呼吸急促、胸部或腹部緊繃或疼痛、暈眩和意識不清，或是持續嚴重嘔吐。

如何在輻射落塵中求生

1 評估核彈種類。

輻射落塵是由地面引爆的核子武器所造成，而非空中引爆
的核子彈頭。如果你身處在爆炸最初的破壞半徑範圍之
外，應該不會有立即的危險。

2 保持冷靜。

輻射落塵的危險程度從爆炸中心點向外遞減。除非威力
特別強大的核武，或是你身處在爆炸半徑 1.5 公里的範圍
內，不然爆炸本身不會對你造成立即的危險。但是輻射落
塵造成的煙霧，可能會對爆炸地點下風處數公里外的人造
成危害。

3 觀察風向。

輻射落塵會透過盛行風大規模擴散。如果你在爆炸地點下
風處 15 公里的範圍內，請迅速離開該地——前提是情況

許可並且注意安全。將衛生紙撕成條狀，往上丟，然後注意衛生紙飄向何方，藉此確定盛行風的方向。

4 找尋遮蔽處。

如果你在室內，待在原地不要離開。如果你在室外，快速審視附近的建築物，找一間最大、最堅固的，最好由石頭、磚頭或混凝土建成，立刻躲進去並將門窗緊閉。最好不要選木造建築。

5 移動至地下室。

如果沒有地下室，移動至建築物的中心，離建築物的外牆和屋頂越遠越好。

6 查看輻射測量儀器。

輻射無色無味，沒有特殊儀器無法偵測。如果有輻射測量儀器，請按時查看它。若待在每小時 100 雷得（輻射吸收劑量單位）的環境下，可能一天之內就會輻射中毒死亡。

7 儲存水和食物。

有計畫地節制飲食和飲水。你可能在一、兩天之內就得撤離，因此不必要囤積生活用品。如有必要時，馬桶水箱的水是可以飲用的，但不要喝馬桶裡面的水。

8 收聽緊急廣播。

攻擊的緣由與政府的回應措施，應該在爆炸數小時後就會公布。相關單位會告知大眾何時能安全外出，或是安全撤離的最佳路線。

輻射的強度會隨著時間而逐漸衰減，大多數的放射性物質其衰減速度有一定的規則可循：爆炸後七小時的輻射量會減低至爆炸後第一個小時的 1/10；兩天內減低至 1/100；兩週後減至 1/1000。

熱衰竭時如何照顧自己

熱衰竭的指標包括大量出汗、疲勞、暈眩、意識不清、肌肉抽搐，其他症狀包括尿液呈深黃色或褐色，以及心跳加速。若發現自己有以上症狀，請採取以下步驟。

1 停止活動。

在陰涼的地方坐下休息，同時可以減少因為暈倒而摔傷的機會。

2 移除緊身衣物。

幫助血液循環，促進降溫。

3 降低體溫。

降低體溫最快的方式，就是將身體完全浸在冰涼的水中。水溫只要比體溫低就可以，但冷水會更有效。如果無法完全浸在水中，將接觸皮膚的衣物浸濕，或用毛巾濕敷。

4 幫自己搧風。

用雜誌、書本、地圖、帽子和衣物幫自己搧風，或請別人
替你搧風。空氣流通可以加速皮膚表面的水分蒸發，帶走
熱度。

5 慢慢補充水分。

小口小口喝水，不要大口灌水。可以用香蕉或運動飲料補
充流失的礦物質。

6 觀察尿液。

可以排尿表示你的腎臟已重新正常運作。維持上述步驟，
當你覺得身體狀況允許時，再移動到冷氣房。

如何治療凍傷

凍瘡的成因是皮膚裡的水分子因低溫而結凍，其特徵為表皮肌膚蒼白蠟黃，麻木無感，而且摸起來很硬。情況嚴重時膚色會變成青紫色，最糟糕的狀況可能必須截肢。容易凍傷的部位通常在手指尖、腳指尖、鼻子、耳朵和臉頰，應該給醫生治療。如遭遇緊急情況，在接受專業醫療照護之前，請採取以下步驟。

1 脫去濕掉的衣物。

用溫暖乾燥的衣物覆蓋在患部。

2 將凍傷的部位浸入溫水中。

將患部浸泡在和人體體溫差不多的溫水中，但不要超過攝氏 40 度。或用熱毛巾覆蓋凍傷部位。

3 如果沒有溫水，輕輕將凍傷處用溫暖的毯子包起來。

4 避免直接受熱。

太靠近電爐、瓦斯爐、加熱墊和熱水壺等熱源，可能造成燙傷和組織受傷。

5 如果有再次受凍的風險，千萬不要將已凍傷的部位解凍。

重複結凍會造成更嚴重的組織傷害。

6 不要摩擦凍傷的皮膚。

7 替凍傷部位加溫時，可服用阿斯匹靈或布洛芬等止痛藥來減輕疼痛感。

受傷部位的溫度改變會伴隨嚴重的灼熱感，皮膚表面也可能起水泡或造成軟組織腫脹。皮膚的顏色可能會先變紅、青或紫，等到變回粉色、不再有麻木感，凍傷部位就算解凍了。

8 用消毒過的敷料敷在凍傷部位。

如果手指或腳趾被凍傷，在指頭之間敷上敷料。不要刺破水泡，將解凍部位包裹起來，預防再次凍傷。包紮好後盡量不要再去動到受傷部位。

9 盡快就醫。

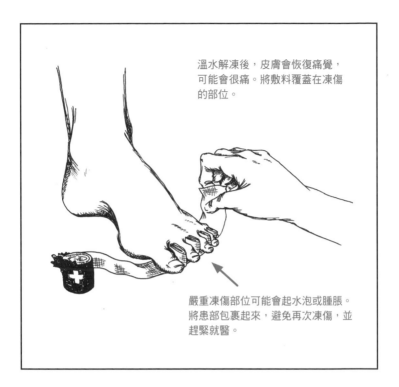

溫水解凍後,皮膚會恢復痛覺,可能會很痛。將敷料覆蓋在凍傷的部位。

嚴重凍傷部位可能會起水泡或腫脹。將患部包裹起來,避免再次凍傷,並趕緊就醫。

如何治療初期凍傷

初期凍傷的特徵是患部皮膚變得蒼白並出現麻木感,小心溫敷就能痊癒。

1 脫去濕掉的衣物。

2 將患部浸入溫水中。

水溫維持和體溫差不多。或是將房間的暖氣打開。

3 不要讓患者控制暖氣或水溫。

凍傷的麻木感會讓傷者感受不到熱度，結果導致燙傷。

4 持續溫敷，直到皮膚變回粉紅色、痛覺恢復為止。

如何避免凍傷和初期凍傷

‣ 天氣寒冷的時候，在四肢末端和容易凍傷的部位多穿幾層衣服。避免棉質的衣物，以免被汗水浸濕時會把體熱從皮膚表面帶走。

‣ 保護曝露在外的皮膚，注意保濕及補水。

‣ 連指手套比五指手套更能保暖。

‣ 良好的血液循環等同良好的熱循環，記得不要穿太緊的鞋子。

如何治療腿部骨折

最常見的腳傷是扭傷，治療方式和骨折差不多。

1 如果皮膚表面有傷口，不要觸摸或在傷口上放任何東西。
避免接觸傷口就可減少感染機會。如果大量流血，用消毒
繃帶或乾淨的衣物持續加壓傷口以止血。

2 不要移動受傷的腿。
用夾板固定受傷部位。

3 找兩個長度相同的硬物。
用木頭、塑膠，或將硬紙板折疊當做夾板。

4 調整位置，將夾板放在受傷部位的上方和下方。
將夾板放在腿下，但如果移動腿部會造成劇痛，也可從兩
側固定。盡可能將受傷部位兩端的關節固定，減少移動。

5 固定夾板。

用線、繩子、皮帶、撕開的衣物，或手邊有的任何東西來固定夾板。

6 不要將夾板綁太緊。

綁太緊可能會阻礙血液循環，繩子與皮膚之間至少要能塞入一根手指。如果夾板固定處開始失去血色、變白，請將繩子鬆開一點。

7 讓傷者面朝上平躺。

保持血液循環，預防休克。

骨折、扭傷或是骨頭錯位的症狀

‣ 移動困難或移動範圍非常有限

‣ 腫脹

‣ 受傷部位出現瘀傷

‣ 劇痛

‣ 麻木感

‣ 大量出血

‣ 可以看見骨折部位穿透皮膚

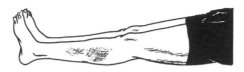

不要移動受傷的腿。

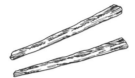

找兩個同樣長度的
木板、塑膠或折疊
硬紙板。

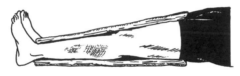

分別擺放在受傷部位的上方和下方。

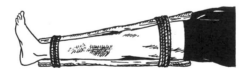

用線、繩子、皮帶或手邊有的任何東西綁
住固定。

不要將夾板綁太緊，
綁帶下方至少要能塞
入一根手指。

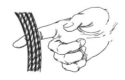

應該避免的動作

▸ 不要推壓、戳探或嘗試清理開放性骨折，這麼做可能會引起感染。

▸ 除非必要，否則不要移動傷者。將受傷處初步處理好之後，馬上尋求協助。

▸ 如果需要移動傷者，請先確認受傷處有完全固定。

不要嘗試移動或扶正斷掉的骨頭，這麼做不僅會讓傷者劇痛難忍，還可能讓傷勢更加複雜。但是如果按壓傷口無法止血，將肢體弄直、擺回自然位置，也許能保命。

如何治療槍傷或刀傷

子彈、刀械和其他銳利物品有可能造成大量出血或其他傷害，危及生命。雖然立刻止血能拯救性命，但是有些傷口無法在戶外的環境下獲得有效控制，建議立即送到醫院接受適當治療。

1 不要移除刀子或任何刺入傷口的物品。

刺入物可能卡在血管旁，只要一移動就會大量出血。

2 可以綜合運用多種方法來止住外出血。

請參考後列的各種止血方法。

3 固定受傷部位。

用夾板固定患肢，避免更進一步的傷害，同時也讓血液更容易凝固。

4 包紮傷口。

用清水小心清洗傷口，再用乾淨的布料包紮，以避免感染。用止血粉或止血貼布（Hemcon、QuickClot、Combat Gauze）能幫助血液凝結。膚上止血用藥後，持續對傷口加壓五分鐘。

直接加壓止血

多數肢體或頭皮的傷口都能直接施壓止血。

▸ 用乾淨的紗布或布料壓在傷口上，至少持續數分鐘。

▸ 戴上消毒手套（如果有的話）。

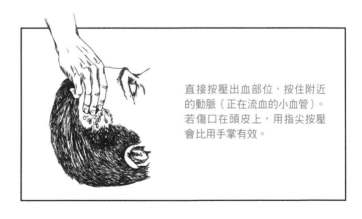

直接按壓出血部位，按住附近的動脈（正在流血的小血管）。若傷口在頭皮上，用指尖按壓會比用手掌有效。

如果傷口在四肢，用加壓方式控制出血，並抬高受傷處。
妥善包紮傷口，避免感染。

▸ 不要直接按壓眼睛。

▸ 如果傷口在胸部或腹部，直接加壓是無法止血的，請參
  見「如果傷口在胸部」的步驟指示。

▸ 如果刺入物還在傷口內，在傷口的任一側加壓，不要移
  除刺入物。

抬高出血部位

▸ 如果傷口在肢體末梢，將受傷處抬高，高於心臟的位
  置，以減輕傷口的壓力並減少出血。

- 如果傷者因失血過多而休克——意識不清、脈搏快速且微弱、臉色蒼白、皮膚濕濕、呼吸急促——在抬高肢體的同時，傷者應該保持平躺姿勢。

止血點止血法

如果直接加壓和抬高傷處都無法控制出血，請直接對動脈進行加壓，步驟如下：

- 提供上肢血液的為肱動脈：用兩根或三根手指用力按壓位在腋窩下方、上臂內側的動脈。

- 提供下肢血液的為股動脈：按壓鼠蹊部位置，感受位在髖骨與恥骨之間的脈搏。可同時直接加壓傷口止血。

- 檢查出血是否受到控制：慢慢放開按壓在動脈的手指，同時持續直接加壓出血處；如果放開按壓在動脈處的手指時出血量增加，代表你壓對地方了。

止血帶止血法

- 用皮帶或 5 公分寬的布料環繞受傷的患肢，並且用絞盤

（將皮帶綁上棍子或其他硬物）收緊環繞處，直到出血停止。（參見下一章「如何自行截肢」，了解更多運用止血帶和絞盤的方法。）

▸ 將止血帶綁在上臂或腳的中段。體型較大的傷患，特別在大腿的部分，可能需要用上兩個止血帶。

▸ 處理槍傷和爆炸傷口時，要將止血帶綁在手臂或腿部越靠近軀體的部位越好。子彈或炸彈的碎片有可能順著血管往軀體移動，遠離原本的進入點。

如果傷口在胸部

開放性胸部傷口也稱作「吸入性」胸部傷口，因外在的空氣於呼吸時經由傷口而非氣管進出胸腔，發出類似吸氣的聲音。這種傷口通常是由高速發射物進入胸腔，留下差不多氣管大小的洞口。如果胸腔沒有閉合，最終會導致患者窒息。

1 將傷口附近擦乾。

膠帶無法黏貼在濕濡或沾滿血液的皮膚上。

2 待傷者吐氣再包紮胸部。

在傷者吐氣前就將胸腔閉合，可能會將空氣困在胸腔，壓迫到肺臟，造成傷者呼吸困難。

3 包裹傷者的胸部。

用任何可以隔絕空氣的塑膠物質，像是保鮮膜、大塑膠袋或其他氣密布料覆蓋傷口，再用膠帶將其中三邊固定，留一側開口讓空氣和血流出。

4 觀察傷者的呼吸。

如果傷者呼吸變得更費力，將包紮拆開，釋放空氣。

專家
建議

在運送傷患的過程，讓傷患側躺在受傷的那一側，以利血液流出，也讓沒受傷的一側較容易呼吸。

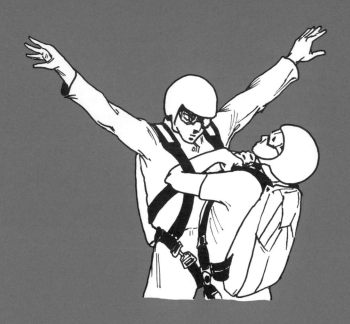

第七章

冒險求生

如何從流沙中逃脫

1 保持冷靜。

流沙密度很高，要浮在流沙上比浮在水上相對容易。

2 保持身體直立，不要掙扎，直到陷入膝蓋高度。

3 動作盡可能放輕，臉朝上躺平。

讓你的大腿和上半身與流沙表面平行。

4 當你的身體穩定不動後，慢慢將小腿從流沙裡抽出來。

流沙的密度是水的兩倍，所以要放慢動作會有點難度。

5 滾動到安全處。

一旦你的腳能自由行動，平躺在流沙上，然後朝著堅固地面的方向滾動。如果手邊搆得到樹枝或樹根，緊緊抓住它，將自己從流沙中拉出。無論如何還是要緩慢移動。

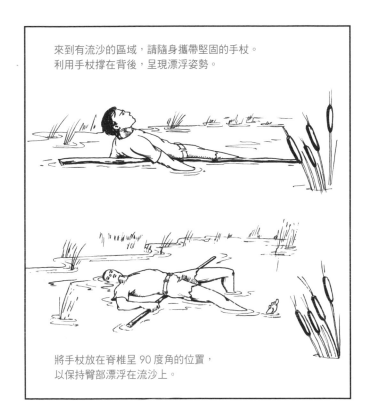

來到有流沙的區域，請隨身攜帶堅固的手杖。
利用手杖撐在背後，呈現漂浮姿勢。

將手杖放在脊椎呈 90 度角的位置，
以保持臀部漂浮在流沙上。

隨身攜帶手杖

行走在有流沙的區域，請隨身帶著一根堅固的手杖，大約跟你的手腕一樣粗，長度跟你的身高相當。如果遇到流沙，它能幫助你順利逃脫。

1 將手杖放在流沙表面。

　一旦你開始下沉，立刻做這個動作。

2 面朝上，輕輕地背躺在手杖上。

　等一、兩分鐘後，當流沙的表面達到物理平衡，你就不會再往下沉。

3 將手杖移動至臀部下方，跟脊椎成垂直角度。

　手杖能讓你的臀部不再下沉。

4 先抽出雙腿。

　緩慢地抽出第一隻腳，接著再抽出另一隻腳。

5 滾動到安全處。

　用最輕緩的動作，朝著最近的堅硬地面滾過去。

如何避開流沙

流沙是普通的沙子混合了上升的水流，使沙子變成了流動狀態。要想將四肢抽出流沙，必須想辦法抗衡背後的施力空洞。

▶ 盡量緩慢移動，以減低流沙的黏性。流沙的黏性會隨著

摩擦而增加，所以掙扎的人才會越陷越深。

▸ 張開雙手雙腳，讓自己臉朝上漂浮在流沙上。人體的密度比淡水低，而鹹水的密度略高，所以在鹹水中漂浮比在淡水中容易。流沙密度更高，所以要浮在流沙上理應更容易。流沙的「漂浮水平線」約在人體肋骨的位置，在淡水中則是在脖子的高度。

發生船難時如何自救

1 除非船要沉了，不然就待在原本的船上。

你最佳的生存機會是在待在船上——即使是壞掉的船——不是在救生艇上。如果船正在下沉，而你無法抽掉海水，請採取接下來的行動。

2 保持冷靜。

假設你搭乘的船有註冊，船上的應急指位無線電示標（EPiRB）在船身進水的情況下會自動向全球發出406MHz之遇險警告信號，通報船隻名稱與海上位置。如果船隻沒有註冊，回應很有可能會延誤，或在某些情況下收不到回應。

3 帶著你的「急救包」。

事先準備急救包，並且放在艙梯或艙口伸手可及之處。裡頭的物品應該包括：

- ▸ 手持式防水特高頻無線電（可以和經過的船隻或救援人員通話）
- ▸ 乾燥暖和的衣物、帽子和太空毯
- ▸ 乾糧（果乾、堅果、燕麥棒或能量棒）
- ▸ 小型攜帶式 GPS 定位追蹤器
- ▸ 瓶裝飲水（能帶多少就帶多少）
- ▸ 指南針
- ▸ 手電筒與備用電池
- ▸ 攜帶式閃光信號燈
- ▸ 攜帶式淨水器

4 準備搭上救生艇。

在拉開充氣繩之前，先將救生艇綁在船身固定。登上救生艇後即可切斷繩子。

5 啟動個人指位無線電示標（PLB）。

個人指位無線電示標同樣仰賴 406MHz 衛星信號，而且小到能夠穿戴在身上。這個設備也有 GPS 定位，但電池的壽命只能提供二十四小時訊號傳輸。然而個人指位無線電示標無法感應船身進水深度並且自動啟動，也無法提供一般尺寸應急指位無線電示標的安全功能。

6 不要喝海水。

人在海上沒有進食能存活數天甚至數個星期，但如果沒有乾淨的飲水，數天內必定死亡。

▸ 若是沉船情況越來越糟，抓緊時間丟幾瓶瓶裝水到海上。之後再收集浮在海上的瓶裝水，綁在救生艇的側邊，以免漂走。

▸ 許多罐裝食物裡面都有水分，特別是蔬菜罐頭。可以的話，多帶一些這種罐頭上救生艇。

▸ 不要限定飲水量，需要時就喝，但不要喝超過身體所需。如果活動量不大，一天喝 1.8 公升的水已經足夠。

7 注意保暖。

如果你身處寒冷的水域和氣候環境，最可能引起死亡的原因是凍傷或失溫。穿上乾衣服並遠離海水。長時間接觸海水會讓皮膚受傷，容易引發感染。

8 尋求遮蔽。

現代救生艇一般會有棚子，保護乘客不受日曬、風吹和雨淋。如果棚子壞掉或遺失，請戴帽子、穿長袖衣物和長褲，避免日曬。

9 想辦法取得食物。

救生艇上的救生包中有魚鉤。如果救生艇在海上漂流數星期，船底會開始附著海草，魚群會自然聚集在救生艇的陰影下方，你就能用魚鉤捕魚，生吃魚肉。如果沒有魚鉤，你可以用鐵絲或空罐的鋁片自己製作一個。

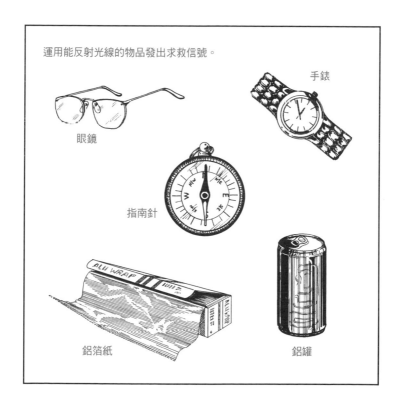

運用能反射光線的物品發出求救信號。

手錶

眼鏡

指南針

鋁箔紙

鋁罐

🔟 如果知道陸地的方位，試著前往陸地。

多數救生艇上有小型划槳，但如果風速超過 3 節，救生艇就不容易操控。如果沒有用盡全力，救生艇是無法移動太遠的，還是給自己保留一點體力比較好。

1️⃣1️⃣ 如果你看到附近有飛機或船隻，試著對他們打信號。

使用特高頻無線電話，或用攜帶式閃光信號燈引起注意。小鏡子也能反射陽光做為信號。

在沙漠荒原迷路時如何求生

1 保持冷靜，不要驚慌失措。

仔細回想是否有人知道你去了哪裡，以及何時返家。

2 如果有開車，待在車內。

不要漫無目地徘徊。

3 如果是步行，試著回溯先前的足跡。

永遠朝著溪流下游或山下移動。沿著山脊行走，不要走淺灘濕地或峽谷，因為你人在這些地區無法清楚辨認方向，也無法讓救難人員看到你。

4 如果完全迷失方位，試著移動到高處，觀察四周地形。

如果無法確定先前的足跡，留在原地。

5 製作並維持烽火信號。

白天製作煙霧烽火（燒輪胎很好用），晚上則維持明亮的

燃燒烽火。如果燃料有限，至少維持小火苗，直到有人或車輛經過時再燃燒備用燃料。將捲筒式衛生紙塞入錫罐或金屬罐中，再加入汽油——這麼做可以延長燃燒時間，然後蓋住開口，避免汽油揮發，直到使用時再打開。

6 製作「班加西火爐」（Benghazi burner）。

第二次世界大戰時，英國士兵用這種燃料罐來煮茶煮飯，也用來打信號。將罐子裝滿沙子，接著倒入汽油，製造出以汽油為基底的「泥巴」，這麼做可以延長燃燒時間。

7 製作求救信號。

如果有車輛或飛機經過，或者你看到遠方有人，用手邊的物品（能反射光線的物品最理想）在空地排出一個非常大的三角形。三角形是國際通用的求救符號，其他符號代表的訊息如下：

- 英文字母「I」代表有人員受傷
- 英文字母「X」代表無法前進
- 英文字母「F」代表需要食物和水
- 連續三聲槍響也是一種可辨認的遇險信號

8 頻繁休息，避免熱衰竭。

沙漠白天的溫度可能超過攝氏 48 度，而且很難找到陰影

遮陽。坐在凳子或樹枝上，離地至少 30 公分，因為地面
溫度可能比周圍溫度高出 16、17 度。

9 等到傍晚、夜晚或清晨再移動。

如果你必須得在白天移動，請遵守以下原則：

- ▸ 緩慢行走，節省體力，每小時至少休息 10 分鐘。
- ▸ 有水就喝，不要限制飲水。
- ▸ 避免說話和抽菸。
- ▸ 用鼻子呼吸，不要用嘴巴呼吸。
- ▸ 避免喝酒，因為酒精會讓身體脫水。
- ▸ 如果手邊沒有足夠的水，就盡量不要吃東西，因為腸胃
  消化食物需要消耗水分。
- ▸ 盡量待在陰影處並穿著遮陽衣物，例如襯衫、帽子和太
  陽眼鏡。衣服能減少水分蒸發並延長冷卻效果，幫助身
  體調節流汗量。

10 天氣冷的話，多穿幾層衣物。

穿上之前要先確保衣物是乾的。注意失溫徵兆，包括顫
抖、肌肉緊繃、疲累、肢體協調能力變差、摔倒、嘴唇與
指甲變成藍黑色。如果發現這些徵兆，立刻換上乾燥衣
物，生火取暖。如果沒辦法生火，就抱緊同伴取暖。

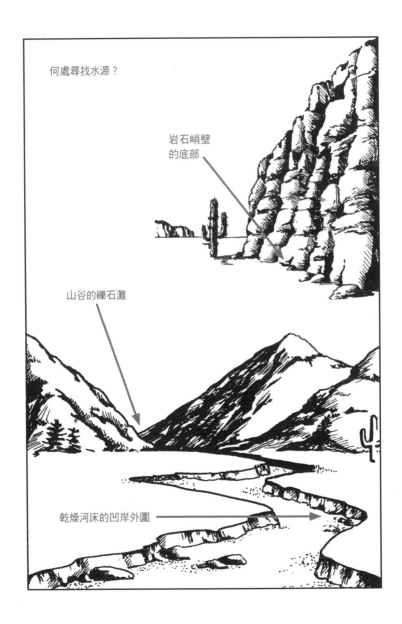

何處尋找水源？

岩石峭壁
的底部

山谷的礫石灘

乾燥河床的凹岸外圍

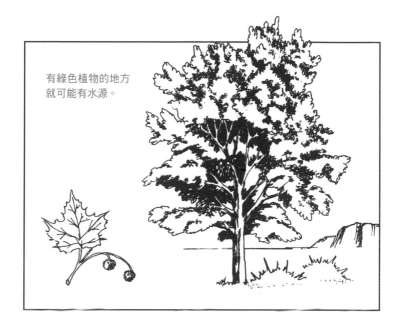

有綠色植物的地方
就可能有水源。

11 尋找水源。

可能找到水源的地方：

▸ 岩石峭壁的底部

▸ 山谷的礫石灘（特別是最近下過雨的話）

▸ 在乾涸溪流的凹岸河床外圍尋找濕潤的沙土，往下挖 1
到 2 公尺，就能找到滲流的水。

▸ 綠色植物的四周，像是三角葉楊樹、楓樹和楊柳樹等，
代表附近有水源。

▸ 循著動物走出來的小徑或鳥群，可能可以找到水源。

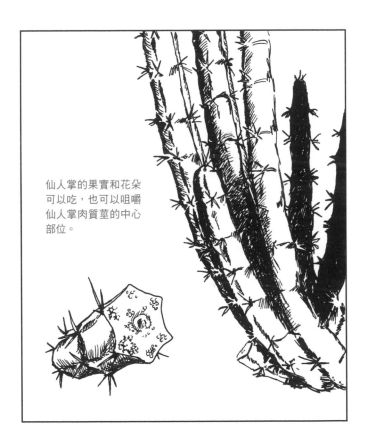

仙人掌的果實和花朵
可以吃，也可以咀嚼
仙人掌肉質莖的中心
部位。

12 食用仙人掌的果實和花朵。

切開仙人掌的基座，咀嚼肉質莖中心的部分，但不要吞下
去。離開該地時可以隨身多帶幾塊，以防飢渴。切開仙人
掌時若流出白色汁液則代表有毒，可能會使嘴巴和喉嚨的

黏膜感到灼燒難受。其他沙漠植物吃了多半會令人感到不舒服，不要隨便食用。

駕車出發前的準備

若計畫前往人煙稀少的沙漠區域，一定要讓其他人知道你的去向、預計停留的時間以及路線。否則要是你迷路了，沒有人會知道要去哪找你。如果開車旅行，檢查定確保車況良好，並且確認帶著以下物品：

▸ 一顆完好、充飽電的車用電池

▸ 水管（按壓起來應該要有硬度而非柔軟）

▸ 充滿氣的備胎

▸ 備用的汽車風扇帶

▸ 工具箱

▸ 備用的汽油或柴油

▸ 水（一輛車需要 20 公升）

安全駕駛

▸ 隨時注意天空，看見前方有雷雨雲層時，即使你身處的

地方沒有下雨，溪流淺灘處也有可能隨時出現暴洪。

▸ 如果你被困在沙塵暴中，關掉車燈並開啟閃爍警示燈，立刻倒車駛離車道。不要勉強在暴風中前進，避免擋風玻璃被沙塵顆粒撞擊出裂痕。

▸ 開車穿越淺灘或沙地時，先測試一下地面的結實度。多花一分鐘試走，可能讓你節省數小時的掙扎，也可避免油底殼被異物穿刺。

▸ 如果你的車子拋錨，待在車輛附近，反正你的應急物資都在車上。將車子的引擎蓋和後車廂打開，表示「需要幫助」。路過的人可以看見數公里外的車輛，但人就不容易被看到了。

▸ 不要離開車子，除非你十分確定該去哪尋求幫助。

▸ 如果車輛熄火，或是你迷路了，製作烽火信號。白天製作煙霧烽火，晚上則維持明亮的燃燒烽火。用火堆排成三角形，表示「需要幫助」。

▸ 如果你能找到一條大路，請沿著道路往前進。

徒步旅遊該帶的東西

▸ 水（一人一天差不多 3 公升，但多帶一些甚至一倍以上
　會是更明智安全的做法）

▸ 地圖（上頭標出附近有人居住的地方）

▸ 防水火柴

▸ 打火機或燧石與鐵片

▸ 求生手冊

▸ 高效防曬霜、帽子、暖和的衣物與毯子

▸ 瑞士刀

▸ 反光鏡（緊急求救用）

▸ 碘片

▸ 鉛筆與書寫用品

▸ 哨子（吹三聲表示「需要幫助」）

▸ 不鏽鋼杯

▸ 鋁箔紙

▸ 指南針

▸ 急救箱

如何避免迷路

▶ 健行途中不時回頭看看自己走過的路徑，預想自己如果
  迷路了該如何往回走，這麼做會很有幫助。

▶ 盡可能走在有人開闢或走過的道路上，並在樹木或樹叢
  上留下記號，或是將三顆石頭疊成一堆，用來標示路徑
  方向。

在山區迷路時如何求生

在山區迷路時的頭號殺手是失溫。面對黑暗、孤獨和未知時，保持冷靜才能增加生存機會。山難生還的關鍵，有 80% 在於你面對恐懼時的反應，10% 在於你的求生工具，剩下的 10% 則是了解求生工具的正確使用方法。前往山區時，一定要告訴他人你的去向和預定回去的時間。

1 不要驚慌失措。

如果你有確實告訴他人你的登山或健行計畫，搜救隊就會去找你。一般來說，搜救隊只會在白天進行搜尋成人的任務，但若落難對象是孩童，他們會全天候進行搜救。

2 找尋遮蔽處，並保持乾燥暖和。

為了建造遮蔽處而過度勞累，只會讓你流汗受寒。自己動手建造遮蔽處前，先尋找附近既有的遮蔽處。如果你身在白雪覆蓋之地，可以在厚實的雪地中挖一個能避風的的遮

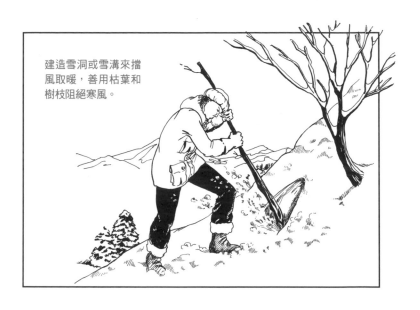

建造雪洞或雪溝來擋
風取暖，善用枯葉和
樹枝阻絕寒風。

蔽處。雪溝是個好主意，需要用到的力氣比較少，只需要
挖個壕溝躲進去，然後用樹枝或樹葉覆蓋上方。選擇遮蔽
處時最好遠離山谷，因為冷風會往低處灌，而山谷地面可
能是整個山區最冷的地方。

3 發出求救信號。

發出求救信號的最佳時機在白天。運用火堆排成三角形，
盡可能在越最高處越好，讓救難人員更容易看到你，你製
造出的任何聲響也能傳得更遠。製造三堆煙霧烽火，並且
將毯子鋪在地上（如果是太空毯，亮面在上）。

4 不要移動太遠。

這會讓搜尋變得更困難。搜救隊會試圖追蹤你的路徑，如果你不停移動，或走往不同的方向，他們可能會錯過你。救難人員常找到空無一人的車輛，因為駕駛已經離開。

5 如果凍傷了，直到脫離險境之後再將患部加溫。

你能用凍傷的腳走路，但要是你將凍傷的部位加溫，你就會感到疼痛然後不想走路了。試著保護凍傷的部位，保持乾燥，直到獲救再來醫治。

行前準備

進入蠻荒地區，一定要穿著正確且保暖的服裝。你可以採用下列分層穿法。

第一層（內層）：長袖內衣，最好是聚丙烯材質。這一層只提供基本的保暖隔熱，主要作用是吸收皮膚上的濕氣。

第二層（中層）：能徹底困住空氣，創造出溫暖的隔間，例如連帽的羽絨防風外套。

第三層（外層）：一件 Gore-Tex 材質或其他防水材質的

透氣外套，能讓濕氣透出但不滲入。乾燥絕緣是生存的關鍵，一旦你的身體變濕就很難乾回來。

除了衣著，請確保你的急救包裡有以下的物品，並確定你知道如何使用它們（不建議在黑暗的荒野首次閱讀使用指南）。

▸ 火源：攜帶幾盒防水火柴，還有打火機。戶外用品和軍用品店可以買到用 trioxane 聚合物製成的盒裝化學火源，烘乾的棉絨也極容易點燃，而且質地非常輕。

▸ 遮蔽物：攜帶有類鋁箔塗層的小件太空毯，能提供絕佳隔熱效果。可選購一面銀色（為了保暖），一面橙金色的太空毯，還可以用來打信號。銀色那面不適合打信號，因為它的顏色可能會被誤認為冰面或岩石；橙金色不是自然界會有的顏色，不容易被誤認。

▸ 打信號的工具：一面小鏡子就可以達到不錯的效果，閃光信號彈或哨子的效果也很好，尤其哨子聲音的傳播距離比人類聲音遠多了。

▸ 乾糧：攜帶碳水化合物，例如貝果、燕麥棒等。因為分解蛋白質需要熱量，而消化蛋白質需要水分。

如何避免遭受雷擊

打雷的時候，沒有任何地方是絕對安全的。要知道閃電的電量超過一億伏特，而且有些地方就是特別容易被閃電劈中。雷雨時，躲進有四面牆的建築物和車子（非敞篷車）是比較安全的選擇。

1 注意響聲較大或頻繁的雷聲。

強風、大雨和雲蔽皆是出現「雲對地閃電」的先兆。雷雨一般從西向東移動，常在濕度高的午後或傍晚時分出現。

2 計算看見閃電再聽到雷聲的時間差。

計算閃電和雷聲之間的時間差秒數，然後除以五，除出來的數字代表雷雨與你之間距離多少英里（1英里約等於1.6公里）。然而在激烈的雷陣雨中，可能一時間會出現多道閃電，讓人很難精準計算。無論如何，聽見雷聲轟隆的時候，趕緊進入室內就對了。

3 評估雷擊危險時，運用「30：30」原則

如果看見閃光（閃電）和聽見轟隆聲（雷聲）之間的時間差少於三十秒，立刻尋找安全的地方躲避。雷聲結束後，等三十分鐘再離開躲避處。

4 注意以下危險情況：

▸ 避開地勢高處、開闊的田野空地，或是海拔在林木線以上的山脊。

▸ 避開獨立的樹、無遮蔽的涼亭、避雨亭或野餐亭，以及地面上的淺坑（你可能會變成擊中地面的電流與淺坑之間的「通道」）。

▸ 避開電信塔、旗杆、電線杆、金屬柵欄，以及露天金屬或木造看臺。

▸ 避開海洋、湖泊、游泳池和河流等水域，也不要從事水上活動。

▸ 避開高爾夫球車和敞篷車。

▸ 如果你正在露營，而你的帳篷搭在空曠處或大樹下，請盡速遠離。

▸ 如果你正在攀岩，可以坐在繩索或背包或任何非金屬的物品上。立刻將繩索打結固定，以免雷擊導致昏迷或失去平衡時掉下去。

5 雷雨來襲時，若你身在開闊地域，無法及時找到安全躲避處，請做好「防雷姿勢」。

立刻蹲下，摀住雙耳，將身體縮得越小越好。不要平躺在地面上，這樣會增加觸及地面電流的機會。

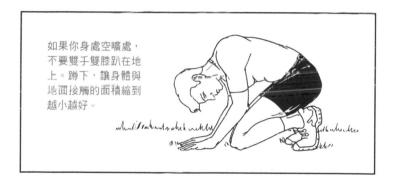

如果你身處空曠處，不要雙手雙膝趴在地上。蹲下，讓身體與地面接觸的面積縮到越小越好。

6 等待雷雨停歇。

最後一聲雷聲停止後，被閃電劈中的危險性也會隨著時間逐漸將機，但你最好等上三十分鐘。要是該區域附近剛下過雷雨，即使出大太陽，沒有下雨或天空晴朗可見，雷擊的威脅依舊存在。

‣ 大型封閉式建築物通常比小型開放式建築要來的安全，
然而雷擊的風險還得視該建物是否有避雷裝置，以及建
物的材質以及大小而定。

‣ 完全密閉的金屬車輛、卡車、巴士、廂型車，以及完全
密閉且窗戶關上的農務用車輛是避雷的理想遮蔽處，只

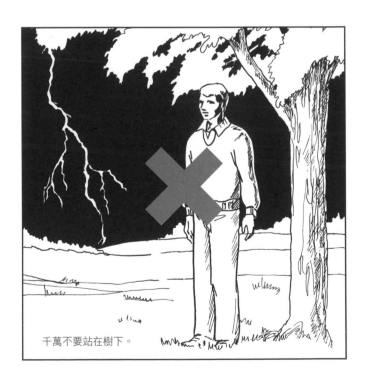

千萬不要站在樹下。

要記得不要接觸車輛內外的金屬部分即可。

▸ 即使身在室內，也要避免接觸連接暴露於室外的易傳導物品，包括蓮蓬頭、洗手台、排水和衛生管線、金屬門和窗框。

▸ 避開排水口、電源線和正插著電的電器，包括電話、電腦和電視（特別是有線電視）。

如何救護遭到雷擊的傷患

1 打電話通報雷擊案件，並給予救難人員方位指示。

即使遭遇雷擊，只要能立刻就醫治療，傷者就有機會存活。如果多人同時遭受雷擊，先搶救明顯看起來「死亡」的傷者。陷入昏迷但仍有呼吸的傷者很可能會自己清醒。雷擊常見傷害包括耳膜破掉、失去意識，還有一種獨特的麻痺症狀，稱為「閃電性麻痺」（keraunoparalysis），使傷者的手臂或腿變得蒼白且無法移動。這類麻痺症狀在數小時後會自動消退。

2 將傷者移動到較安全的地方，以免你也遭到雷擊。

遭雷擊的傷者很少會有造成癱瘓的骨折或嚴重的出血併發症，除非被電流拋飛很遠的距離。有必要的話，盡速將傷者帶離現場。不要害怕，遭受雷擊的傷患本身不帶電流，觸摸他們是安全無虞的。

3 若環境寒冷潮濕，在傷患與地面之間鋪上保護隔層。

這麼做可以避免失溫，不然失溫會讓搶救更加困難。

4 檢查燙傷傷口，特別是在首飾和手錶的位置。

在組織開始腫脹之前移除首飾或手錶。

5 如果傷者沒有呼吸，開始進行口對口人工呼吸。

每五秒鐘吹一次氣。如果要移動傷者，移動之前先多吹幾口氣。

6 確定傷者是否有脈搏。

觸摸頸動脈（頸部側邊）或是股動脈（鼠蹊部）的脈搏至少二十到三十秒。

7 如果找不到脈搏，開始進行心臟按摩。

8 如果恢復脈搏，持續進行人工呼吸。

只要現場狀況允許，需要進行多久就持續多久，直到傷者

恢復呼吸或脈搏。

9 如果努力了二十至三十分鐘，脈搏還是沒有恢復，停止口
對口人工呼吸。

如果傷者在急救的頭幾分鐘沒有出現反應，之後也不太可
能會恢復脈搏。而在遠離醫療救援的荒野之地持續進行基
本的 CPR 急救，成功的機會也不大。

如何自行截肢

所需器材和裝備

▸ 銳利的小刀或切割工具，最好再來另一把鋸齒刀

▸ 止血帶（皮帶或 5 公分寬的布料）

▸ 絞盤（堅固的杆子或木棍，用來絞緊止血帶）

1 麻痺創傷部位。

如果能取得冰、雪或冷水，將最接近創傷處的肢體覆蓋或浸入其中，直到該處完全麻痺或凍傷為止。你得確定截肢是最後唯一的手段，才能進行以上的動作。

2 綁上止血帶。

如果嚴重受創的是腿或腳，將止血帶環繞於膝蓋上方的大腿處。如果受創的是手臂或手，將止血帶環繞於手肘上方

的上臂處而非前臂。如果骨頭斷了，將止血帶環繞於斷骨處上方一點的位置。

3 綁緊止血帶。

將止血帶寬鬆的兩端繞過絞盤並且打結，接著轉動絞盤，讓止血帶緊到不能再緊。如果止血帶周圍的皮膚呈現蒼白無血色，才代表綁得夠緊。

4 準備手術。

手邊準備一條乾布，用來清理截肢處滲流的血液。止血帶應該要能將出血量減低至可以控制的量。

5 保護頭部。

你可能會因為疼痛而昏厥，然後在三十秒內甦醒。昏過去之前，先確保你的頭遠離石頭或任何會讓你受傷的物品。

6 開始下刀。

如果骨頭斷了，就從斷骨處下刀，不然就從最靠近創傷部位的關節下刀，例如手肘、手腕膝蓋或腳踝。感受骨頭正下方的凹陷處，接著用刀子切開皮膚和組織。下刀最好快狠準，千萬不要用鋸的。用乾布墊在下刀處下方吸收出血，並且將組織推回去，遠離下刀處，這樣你的視線才不會受阻。如果你昏倒了，醒來再繼續。一旦你切到骨頭的

地方，鋸齒刀就派上用場了。你應該能在十至十五分鐘內切斷關節。

7 卸除截肢。

切穿關節後，卸下受創的肢體。綁一個新的止血帶在截肢處上方並且綁緊，然後鬆開原本的止血帶。

8 用條狀布料或衣物將殘肢包好，尋求醫療協助。

專家
建議

截肢不一定會致命。按照嚴重程度，你必須立即處理的問題是快速且大量的動脈出血，再來才是靜脈破裂造成的緩慢持續出血、疼痛以及傷口感染。只有大量出血會對性命造成立即威脅，並且在數分鐘內死亡。

遭遇雪崩時如何自救

1 留在雪層表面。

用自由式的動作努力留在雪層表面。如果失敗了，將雙臂橫放在臉上，手肘彎曲，避免雪塞住你的口鼻，並且能幫助形成氣穴。

2 如果遭到部分掩埋，揮手與踢腳，將雪移開。

可以的話，用你的雙臂和雙腳將雪移開。雪崩之後的雪層比較像是濕潤的雪泥，這種雪一點都不輕盈也不鬆散，一旦被埋入其中，將很難挖出空間逃離。

3 如果遭到完全掩埋，用雪杖刺穿雪層尋找方向，然後進行挖掘。

被雪崩掩埋時的最佳生存機會，就是讓別人看到你被埋在哪裡。如果你手中仍握有雪杖，拿它往不同的方向刺探，直到你看到或感覺到流通的空氣，然後朝著那個方向挖

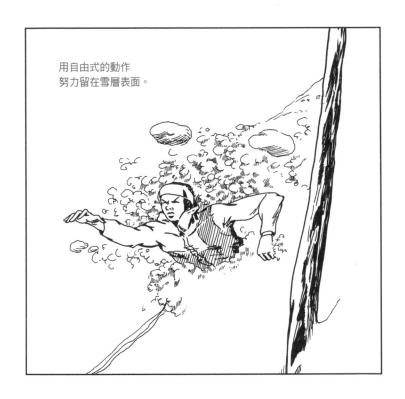

用自由式的動作
努力留在雪層表面。

掘。或者在身旁挖個小洞,然後朝洞內吐口水。口水應該
會向下流,你就能知道哪個方向是上方。立刻開始行動,
想盡辦法往上挖掘。

雪崩救難四寶

▸ **雪崩定位器**：定位器會發出特定頻率的電磁波，讓搜救隊員能偵測到你的位置。

▸ **雪崩探測針**：探測針是堅硬的折疊式鋁桿，全長約 180 至 250 公分。有些滑雪杖能拆開重組成雪崩探測針。

▸ **小型摺疊金屬雪鏟**：塑膠的鏟子不夠堅硬，無法挖掘壓實的雪崩雪層。

▸ **雪崩氣囊**：氣囊可以像背包一樣背在背上，遇到雪崩時就能靠拉繩充氣，幫助你浮在雪上。

專家
建議

▸ 不要單獨前往容易雪崩的地區登山或滑雪。

▸ 雪崩多發生在新雪堆積的區域或是山的背風處，通常容易發生在晴天的午後，因為早晨的陽光讓積雪有鬆動跡象。傾斜度在 30 到 45 度的山坡較容易發生雪崩事故，因為這樣的斜坡通常是熱門的滑雪地點。

- 引發雪崩的主要因素有幾個，包括降雪、風速和陽光。接連的暴風讓山頂持續累積新雪，但不同雪層有著不同的質地，可能無法層層相黏，因而讓新積的雪變得極度不穩定。

- 巨大聲響不會造成雪崩，除非聲音大到能引起地面或積雪震動。

- 近來最容易引起雪崩的活動是雪上摩托車，不論輕型或重型的雪上摩托車都能行駛在高山地域，而這些地方正是雪崩盛行之處。

- 如果在危險的坡道上滑雪，請一次一人輪流滑，不要整群人一起，以免引起雪崩。

如何拯救他人

1 尋求幫助。

如果你見到有人被雪崩掩埋，盡快聯絡當地救難隊。但是偏遠山區可能沒有滑雪巡邏隊。

2 迅速行動。

如果受難者被掩埋後，沒有及時在三十分鐘內被找到並救出，他們生存的機率就只剩下一半。

3 在雪的表面上尋找衣物或裝備。

看到衣物或裝備，代表受難者可能就在附近。如果你有雪崩定位器，將它轉成「搜尋模式」，並以之字形方向移動，尋找受難者的訊號。

4 使用雪崩探測針。

一旦發現強烈信號，用探測針探索雪下受難者的位置。

5 使用雪鏟控出受難者。

降落傘未開啟時如何自救

如果有跳傘同伴

1 立刻對同伴示意。

跳傘者一般在離地面十五到二十秒前打開降落傘，你必須快速採取行動。一旦意識到自己的降落傘出問題，立刻對一同跳傘但還未開傘的同伴示意，揮動雙臂並指向自己的降落傘，讓他知道你遇上問題了。

2 當同伴（也是你最新交上的超級好朋友）靠近時，勾住對方的手臂。

3 固定雙手握住的地方。

當你的好朋友打開降落傘時，你們會以時速約 200 公里的高速墜落，承受的 G 力大概是你體重的三到四倍——在這種情況下，你們兩人是絕對沒辦法抓住彼此的。將雙手

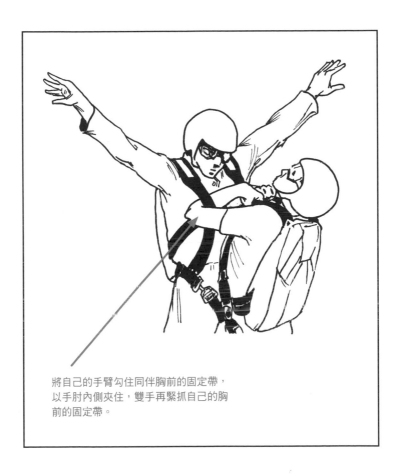

將自己的手臂勾住同伴胸前的固定帶，
以手肘內側夾住，雙手再緊抓自己的胸
前的固定帶。

勾住對方胸前的固定帶，或是雙手穿過對方兩側的固定
帶，再將固定帶推至自己的手肘內側，然後用雙手握緊自
己的固定帶。

4 打開降落傘。

張傘時的振動可能會讓你的雙手脫臼或骨折。

5 操控傘篷。

現在你的朋友必須一手抓住你，另一手控制傘篷（才能控制方向和速度）。如果傘篷夠滿、夠大，降落速度夠慢，你可能只會摔斷一條腿，但生命應該無危。如果傘篷張得不夠開，你的朋友必須想辦法控制它，以免落地速度過快。無論如何，一定要避開高壓電纜和其他障礙物。

6 瞄準水域降落。

如果附近有水域，盡量往那邊去。切記，一旦落入水中，你的雙腳必須用力踢，並且希望你的同伴能及時在降落傘吃水前將你拉出來。

如果沒有人能幫你

如果你自己跳傘，並且主傘和備用傘都出問題，或是「什麼都沒打開」，這種情況也不是完全沒救。

1️⃣ 拿出割繩刀，在裝有導傘的部位割一小痕。導傘的作用在於引導並拉出主傘。

在傘包上割出約 2 公分或更小的割痕，能讓氣流拉出導傘並順勢拉開主傘。

2️⃣ 如果上述辦法無效，而你仍在持續墜落，瞄準能減低降落力道的地區。

瞄準有樹冠層或枝葉茂密的樹林或沼澤區域，樹枝和林間灌木叢可以減低降落速度，減輕降落力道。如果找不到樹林，請降落在斜坡，不要降落在平地。

3️⃣ 以背部著地。

未開的降落傘可以提供緩衝和保護作用。落地之際，將身體屈折成 V 字形，並用雙手保護頭部。

跳傘前該做什麼準備

檢查降落傘。好消息是現在的主傘不論如何都會打開，所以即使你摺疊收納主傘的方式錯誤，一般還是會自己打開。備用傘則必須由有證照的折傘員來折疊，一定要完美無缺，因為它是你最後的依靠。

▸ 請確保以直線方式折疊主傘，摺疊的時候沒有扭曲不平，滑布放置的位置必須正確，才能確保主傘打開的速度不會太快。

潛水氣瓶用完時
如何游到水面

1 不要驚慌失措。

2 向潛伴表示你遇到問題。

　指向自己的氧氣筒或呼吸調節器

3 緩緩游向水面的過程中，和潛伴輪流使用呼吸調節器。

　深呼吸兩口氣，再將調節器傳回給同伴。保持同樣的速度
　往水面上升，一邊吐氣。接著再吸兩口氣，輪流使用呼吸
　調節器，直到你們到達水面。幾乎所有的潛水員都會帶著
　備用調節器，同樣連接在氧氣筒上。

4 如果沒人能夠幫你，將呼吸調節器一直放在嘴裡。

　當你慢慢往上游，氧氣筒裡的空氣可能會膨脹，讓你能多
　吸幾口氣。

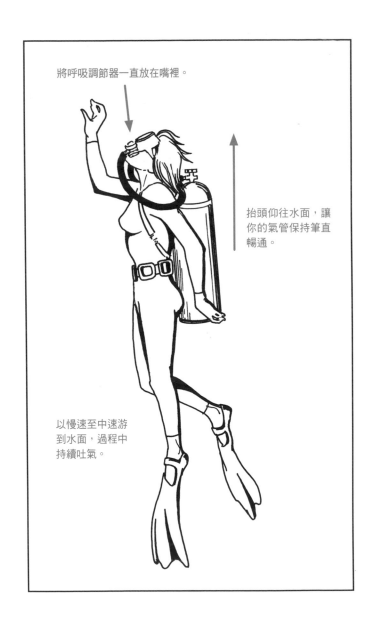

將呼吸調節器一直放在嘴裡。

抬頭仰往水面，讓
你的氣管保持筆直
暢通。

以慢速至中速游
到水面，過程中
持續吐氣。

5 抬頭仰望水面，讓你的氣管保持筆直暢通。

以緩慢至中等的速度游到水面。

6 游到水面的過程中慢慢吐氣。

你必須持續吐氣——這件事非常重要。如果你沒有持續吐氣，可能會有氣體栓塞（空氣衝破肺泡進入血管）的風險。吐氣的速度也很重要，慢慢吐氣，不要一開始往上游就將所有空氣一吐而盡。只要稍微吐氣，你的呼吸道就會打開，空氣就能從肺部溢出。

專家
建議

▸ 絕對不要單獨潛水。

▸ 隨時注意自己的壓力表和深度表。

▸ 確保你的潛伴都能看見你的動作，並且在你游泳能到達的距離範圍內。

▸ 遭遇緊急情況時，請共用呼吸調節器。比起快速游到水面，與同伴共用調節器安全的多。下潛距離越深越是如此，因為你不能一下子就游到水面。

▸ 永遠優先使用其他氧氣來源，不要貿然往上游，除非你在距離水面 10 公尺以內的範圍。

沒有火柴時如何生火

所需器材和裝備

▸ 刀子或小刀：用來製作下列工具。

▸ 引火柴：容易著火的東西數個，尺寸從大到小都要。

▸ 木柴：任何乾燥的木柴都能讓火源持續燃燒。拿木柴觸
  碰下唇，如果感覺冰涼，木柴可能已經濕掉了；如果觸
  碰個一、兩秒後有溫溫的感覺，表示木柴應該夠乾可以
  使用。

▸ 弓：找一個 60 公分長的棍子（要稍微有些彈性，不能
  一扳就斷），大約是從腋下到手指尖的長度。

▸ 繩子：鞋帶、傘繩或皮繩都可以。如果使用傘繩，抽出
  繩芯，能讓繩子更緊扣紡錘。如果沒有繩子，可用絲

蘭、馬力筋或其他纖維長、有韌性的植物。

▸ **臼**：找一個手掌心大小的獸角、骨頭或硬木、石頭、貝殼，將它放在紡軸圓端。

▸ **潤滑劑**：可以用耳蠟、皮膚的油脂、一球綠草、唇膏或是任何油性物質。

▸ **紡軸**：一根乾燥筆直的木棍，直徑約 2 至 2.5 公分，長約 20 至 25 公分。木棍本身要夠軟，能讓拇指指甲輕易留下指痕。將其中一端削尖。

▸ **火板**：將乾燥的木材削成厚度約 2 至 2.5 公分、寬度約 5 到 8 公分、長度 25 至 30 公分的木板。如同前面所說，這木材要夠軟，用拇指指甲就能留下痕跡。木紋最好要和木板的平板面垂直。在距離邊緣約 1.5 公分的地方挖一個小小的碟形凹槽，然後以凹槽為頂點向外挖一個 V 形切口，開口向外。

▸ **盤子**：一片樹皮、枯木或葉子，將其塞在 V 形切口的下方，承接餘燼。平坦的小片骨頭也可以。

▸ **火絨**：乾燥樹皮、雜草、葉子、香蒲或其他易燃物質，揉成鳥巢狀。

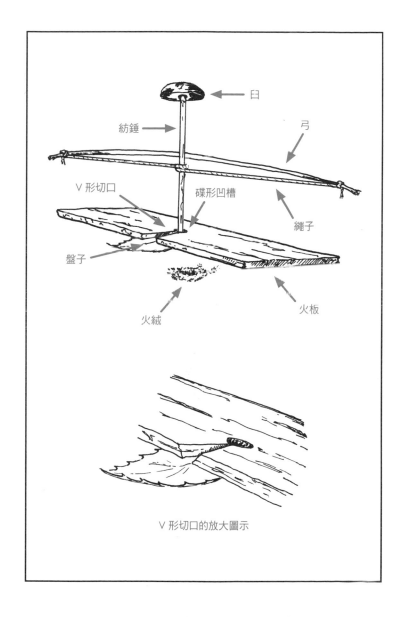

V 形切口的放大圖示

如何生火

1 將繩子緊綁在弓上。

繩子的兩端分別綁在木棍兩端。

2 固定火板。

右膝跪在地上，左腳掌踩在火板上，將板子固定。

3 將盤子放在火板切口下方。

4 手握著弓。

5 用弓繩繞個圓圈。

6 將紡軸穿過弓繩的圓圈。

將紡軸尖端朝上放入圓圈中，讓它位在繩子的內側（靠近弓那一側）。弓繩現在應該要繃得很緊；如果沒有繃緊，將弓繩多繞紡軸幾圈，或將紡軸一端的繩子拉緊。

7 上潤滑劑。

把臼放在左手掌心，凹處向下，並在凹處上潤滑劑。

8 將紡軸圓尖端套上臼，另一端抵著火板的碟形凹槽。

9 一手輕壓著臼，另一手以前後來回的方式拉弓。

紡軸定點不動，而是前後拉弓，讓紡軸開始旋轉。

10 將臼壓得更牢一些，並加速來回拉弓。

隨著木材的溫度升高，增加下壓臼的力道，應該能看到火板缺口處聚集灰塵並且開始冒出煙。當缺口處冒出大量的煙，接著就會出現火苗。

11 停止拉弓。

將紡軸放一邊。

12 維持火苗。

將火苗放在盤子上，再放入一片葉子或木屑，移開火板。輕輕地用手或帽子對著火苗搧風，增加空氣流通，直到火苗開始閃爍火光。不要對著火苗吹氣，你可能會把它吹走，或是你口中的濕氣會讓它熄滅。

13 移動盤子，將火苗移入火絨。

14 持續對著火苗搧風，直到火絨著火。

15 添加引火柴。

先加入小的引火柴，開始燃燒後再慢慢加入大引火柴。

將繩子緊緊綁在
弓上。

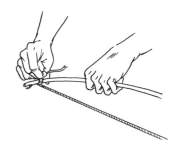

用弓繩繞個圓圈，套住紡軸。

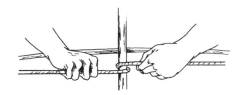

一手輕壓著臼，一手
前後來回拉弓，轉動
紡軸。

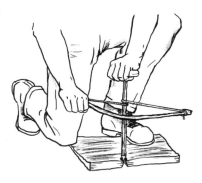

▸ 當你真的在荒郊野外求生時，不該只仰賴原始的生火方法來維持生命，因為這種方法在某些嚴峻的情況（下雨、下雪或寒冷天氣）是相當困難的。

▸ 在家多練習，讓你能熟悉生火的過程和訣竅，以備不時之需。

脫水時如何自救

1 節約飲水，但仍要喝水。

如果你有水，即使量很少也不要留著——喝掉它。將你所有的水分成四到六等份，依照需求，每幾個小時喝一份。

2 限制進食量。

良好的消化需要液體，所以如果有足夠的食物，吃足以維持體力的份量就好。

3 將移動時間限制在傍晚和晚上。

乾燥沙漠區可能白天很熱，晚上卻很涼爽。流汗會加速脫水，因此最好等氣溫變涼爽時再移動，避免流汗。

4 尋找溪谷或旱谷。

沙漠低地和乾掉的河床（旱谷）表面看起來乾涸，底下可能藏有前一次降雨的水。在河道凹岸急彎處的河床往下挖

至少 1 公尺，就有可能找到水。飲用之前先用布將水過濾。相關資訊可參照「在沙漠中迷路時如何求生」以及「如何淨化水源」。

5 尋找綠色植物。

植物從地下汲取水分，挖掘沙漠植物的根部就能找到水。

6 切開仙人掌。

用尖銳的刀子切開仙人掌的基座（不是尖端或耳朵），移除仙人掌的刺，咀嚼肉質莖的中心（維管束部分），但不要吞下去。避開會流白色汁液的仙人掌和其他沙漠植物。

7 觀察天空。

鳥類需要水，觀察牠們的動向和聚集之處，尋找可飲用的水源。如果在岩縫或岩石的裂隙之間看的到液體，塞入布料吸水，然後將水擰入口中。

如何淨化水源

在野外取得安全的飲水有六種方法：過濾、沉澱、化學處理法、蒸餾、煮沸以及 UV（陽光）殺菌。有些方法必須進行兩個步驟，才能安全地飲水。

過濾

所有來自野外的水源，包括山澗、泉水、河水、湖水或池塘水，在飲用前都需要過濾。

1 尋找或製作過濾器。

咖啡濾網、紙巾或普通的列印紙，甚至你的衣服都能當做過濾器，纖維編織越緊密的素材越好。將弄碎的煤炭、小碎石和沙子裝入襪子裡，就是一個效果還不錯的過濾器。

2 將水倒入過濾器中。

將水過濾數次，去除雜質。

專家
建議

過濾只能移除水中的雜質，無法殺死細菌或其他微生物。
最好先將水過濾後，再用化學藥劑處理、煮沸或曝曬於陽
光下。

沉澱

此方法可去除水中分子較大的雜質，但過程費時，而且和
過濾法一樣，需要經過第二個步驟來去除水中的微生物。

1 收集水源並靜置。

用乾淨的水桶、袋子或水瓶收集水源，接著靜置越久越
好。依照水源和沉澱物質的類別，可能需要靜置十八小時
或更久。

2 汲取靠近水面較乾淨的水。

一旦所有懸浮物都沉澱到容器底部，小心舀起或倒出靠近水面、比較乾淨、沒有懸浮微粒的水。

3 使用煮沸、化學處理或陽光曝曬來淨化水源。

化學處理法

1 使用漂白水或碘。

大約每 1 公升的水加入兩滴家用漂白水；如果天氣很冷或是陰天，加三滴漂白水；也可以使用一片碘片或五滴藥房販售的碘液（濃度為 2%）。

2 將漂白水或碘與水混合，靜置一小時。

這些化學藥劑可以殺死水中的微生物，靜置越久，水就越乾淨。靜置一個晚上是最安全的方式。

蒸餾

製作太陽蒸餾器，利用陽光的熱度讓地面或漏斗裡的水蒸發，進入乾淨的容器裡供人飲用。

1 挖一個 30 公分深的坑洞。

確定坑洞的寬度塞得下容器。

2 將容器放入坑洞中。

3 用塑膠布蓋在坑洞上方。

拿一塊帳篷布或垃圾袋來當罩子。

4 固定塑膠布。

將木棍或石頭壓在塑膠布的邊緣，讓塑膠布盡量跟地面密
合，水蒸氣就跑不掉。

5 在塑膠布的中央戳一個 0.5 至 1 公分的小洞。

放一顆小石頭在洞旁邊，讓塑膠布呈現漏斗狀。確保洞開
在容器的上方，但不要接觸到容器。

6 等待。

太陽的熱能會讓地面的水蒸發，凝結在塑膠布上，然後滴
入容器裡。雖然太陽蒸餾器無法生產出很多水（很可能
少於一杯水的量），但這些水的衛生安全無虞，能馬上飲
用。蒸餾的過程可能會需要數小時到一整天，端看地面的
含水量以及太陽光的強度。

煮沸

將水煮沸至少一分鐘;高於海平面處,海拔高度每上升 1 公里,就要再多煮沸一分鐘。

▸ 如果燃料足夠,飲水之前請煮沸十分鐘。煮沸的時間越久,就能殺死水中越多微生物。但超過十分鐘之後,就不會再有更進一步的淨化效果。喝水前請確保水溫不會害你燙傷。

▸ 如果燃料有限,水煮滾後維持在攝氏 65 度再煮六分鐘,就算消毒完畢,能安全飲用(記得放涼)。這個過程能殺死所有的細菌、寄生蟲和病毒,並且縮短冗長、不必要的煮沸過程,節省燃料。如果過濾不足,導致水裡有細微的懸浮粒子,請將水煮沸兩分鐘;如果水中有較大的懸浮物粒子,請將水煮沸四分鐘。

UV 殺菌法

太陽光的紫外線能殺死大部分的微生物,這方法適用於沉澱或過濾後的水。

1 將過濾的水倒入透明塑膠瓶或袋子裡。

　為求最佳效果，袋子的容量不能超過 2 公升。

2 將水瓶或袋子放置在大太陽底下至少六小時。

專家和資料來源

克利斯·亞倫斯（**Chris Ahrens**）：Youtube 頻道＜開鎖天堂門＞（Lockpicking Heaven's Gate）的製作人。www.youtube/c/chrisahrenslhg

馬塞爾·艾頓柏格（**Marcel Altenburg**）：在英國軍隊擔任上尉超過十年，曾在步兵和特別步兵單位服役，也曾任戰車單位的指揮官。他也是英國曼徹斯特都會大學的群眾安全與風險分析研究員。

亞利桑那州四輪駕車俱樂部協會（**The Arizona State Association of 4 Wheel Drive Clubs**）

菲利浦·伯恩（**Philip Baum**）：綠燈公司的董事，該公司是一家英國安全顧問公司，提供航空業諮詢服務。他也是國際航空安全雜誌（*Aviation Security International*）的總編輯，以及《天空中的暴力：劫機與轟炸的歷史》（*Violence in the Skies: A History of Aircraft Hijacking and Bombing*）一書作者。www.avsec.com

瑞奇‧柏克萊醫學博士（**Rich Berkey, MD**）：在奧勒岡州波特蘭市 Level 1 創傷中心擔任急診醫師超過二十年。

傑夫‧畢根（**Jeff Bigham**）：Google Scholar 的愛用者，在卡內基美隆大學計算機科學院的人機互動介面系和語言科技系擔任副教授與博士班的主任。
www.jeffreybigham.com

鮑伯‧布朗（**Bob Brown**）：曾任多部電影的第二組導演，也擔任過特技男演員和特效指導，他還是個高空降落專家以及高空跳水員和體操運動員。www.bradxstunts.org

柯特‧布曼（**Kurt Buhlmann, PhD**）：喬治亞大學薩凡納河生態學實驗室的高級研究員，關注罕見、瀕臨絕種的兩棲動物與爬蟲類的保育生態家。

布瑞特‧巴特勒（**Bret Butler**）：美國國家森林局的機械工程研究員，研究森林火災，重點放在公眾和消防隊員的安全。www.firelab.org

克里斯‧卡索（**Chris Caso**）：前特效演員和前美國體操隊成員，曾編排和表演許多電影裡的高空降落特效動作，包括《蝙蝠俠 4：急凍人》（*Batman and Robin*）、《蝙蝠

俠 3》(*Batman Forever*)、《侏羅紀公園：失落的世界》
(*The Lost World*)等。

美國疾病控制與預防中心（**Center for Disease Control and Prevention**）

柯曼・庫尼（**Coleman Cooney**）：加州鬥牛學校的董事。
www.bullfightschool.com

理查・G・寇斯（**Richard G. Coss**）：退休的加州大學戴維斯分校心理學教授，花了四十年以上的時間研究掠食者與獵物的互動關係，重點放在偵測和分辨掠食者。

吉姆・達林頓（**Jim Darlington**）：佛羅里達聖奧古斯丁鱷魚農場和動物園的爬蟲類館的館長。
www.alligatorfarm.com.

克里斯・戴維斯醫學博士（**Chris Davis, MD, DTMH**）：
虛擬健康中心 UCHealth 的醫療主任，以及科羅拉多大學醫學院的助理教授。

貝拉・迪保羅（**Bella DePaulo**）：《說謊的心理學》
(*The Psychology of Lying and Detecting Lies*)一書作者，也在《紐約時報》(*New York Times*)、《華盛頓郵報》

（*Washington Post*）及許多書籍和學術期刊上發表有關欺騙的文章。她目前在加州大學聖塔芭芭拉分校教書。
www.belladepaulo.com

《沙漠生存指南》（*The Desert Survival Guide*）：亞利桑那州鳳凰城出版品。

梅爾‧杜威斯（**Mel Deweese**）：美軍 SERE 訓練的講師，教授荒野求生技巧已有三十年的經驗。
www.youwillsurvive.com。

葛拉漢‧狄克森（**Graham Dickson**）：職業潛水教練協會（PADI）的潛水教練，加拿大多倫多和伊魁特的冒險潛水公司 Arctic Kingdom 的董事長。

麥克‧登林（**Mike Donlin**）：華盛頓州學校安全中心的計畫主管，他同時對成人和孩童講課，教授在學校環境中如何應對來自線上與離線的危險。
www.k12.wa.us/SafetyCenter

聯 邦 緊 急 事 務 管 理 署（**The Federal Emergency Management Agency**）

安娜‧費根鮑姆博士（**Anna Feigenbaum, PhD**）：《催淚

瓦斯：從一次大戰戰場到今日的街道》（*Tear Gas: From the Battlefields of World War I to the Streets of Today*）一書作者，也是英國伯恩茅斯大學的數位故事講述中心的資深學者。www.annafeigenbaum.com

克雷格·費雷拉（**Craig Ferreira**）：南非白鯊研究中心前主任。他是研究大白鯊的專家，對於複雜的鯊魚行為特別感到有興趣，也是《大白鯊的行為》（*The Shark, Great White Sharks on Their Best Behavior*）和《潛水艇》（*The Submarine*）的作者。

吉姆·法蘭肯菲爾德（**Jim Frankenfield**）：奧勒岡州科瓦利斯市的塞博空間雪崩中心（Cyberspace Snow and Avalanche Center）主任。此機構為非營利機構，致力於雪崩安全教育和資訊。

麥克·**G**·佛羅多（**Michael G. Frodl**）：擔任針對全球承銷和運輸產業的海洋海盜風險顧問一職長達十年，焦點放在索馬利亞、奈及利亞、東南亞和加勒比海。www.c-level.us.com

布萊迪·傑瑞爾（**Brady Geril**）：擔任紐約警察局緝毒署的督察員和臥底人員已有數十年之久。

戴爾・吉柏森（**Dale Gibson**）：特效演員及特效指導，曾演出數以百計的廣告和電影。

比爾・哈葛羅（**Bill Hargrove**）：住在賓州，是一位領有證照的專業鎖匠，開鎖經驗超過十年。

特洛伊・哈特曼（**Troy Hartman**）：世界空中跳傘運動的頂尖好手，也是以滑雪板為基礎的「空中衝浪」先驅，獲得 1997 年世界極限運動空中衝浪比賽的世界冠軍。他目前正在進行個人噴氣背包的最後設計定案。

傑佛瑞・赫特醫學博士（**Dr. Jeffrey Heit, MD**）：波士頓地區醫院的住院醫師。

約翰・漢高（**John Henkel**）：美國食品及藥物管理局的溝通經理，先前擔任《食品與藥物消費雜誌》（*FDA Consumer*）的撰稿人。

賀伯・赫爾特（**Herb Hoelter**）：國家機構與替代方案中心的總裁與共同創辦人，是美國境內針對犯人量刑、聯邦監獄系統和發展替代監禁計畫方案的頂尖專家。他拜訪過超過三百間監獄，並且為數以千計的受刑人提供諮詢，包括伯納・馬多夫（Bernard Lawrence Madoff）。

大衛‧霍德（Dave Holder）：北美洲最頂尖的戶外活動玩家之一，他在英國軍隊待了二十年，本身也是野外嚮導和電視生存節目的顧問，以及加拿大紅十字野外緊急救援講師。他在加拿大洛磯山脈區域對英國與美國軍人講授生存技巧已近十年之久。www.mahikan.ca

美國農業部農業研究服務蜜蜂研究部門（**The Honey Bee Research section of the Agricultural Research Service of the United States Department of Agriculture**）

胡安‧侯瑞羅博士（**Juan Horillo, PhD**）：德克薩斯州農工大學工學院海洋工程學系的副教授，他在此地發展出數種測量海嘯的工具。

安德魯‧P‧耶金斯博士（**Andrew P. Jenkins, PhD, WEMT**）：中央華盛頓大學的社區衛生與體育教育系的榮譽教授，也是山野緊急救護技術員，受過運動生理學、野外緊急救護和山區救援的專業訓練。

喬‧傑寧斯（**Joe Jennings**）：高空跳傘攝影師及高空跳傘技術指導專家，曾經替數部電影設計、指導並拍攝跳傘特技，包括《霹靂嬌娃》（*Charlie's Angels*）、《限制級戰警》（*Triple XXX*）和《空軍一號》（*Air Force One*）。

金・卡哈那（**Kim Kahana**）：傳奇特效演員，曾出演超過三百部電影，包括《致命武器3》（*Lethal Weapon 3*）、《巡弋悍將》（*Passenger 57*）等。

安德魯・卡朗（**Andrew Karam**）：保健物理學家，也是公會認證的輻射安全專家，專攻輻射恐怖主義和放射物質管理計畫。他曾為國際原子能總署與國際刑警提供諮詢服務。www.andrewkaram.com

馬修・甘迺迪（**Mathew Kennedy**）：安大略拳擊館的執行董事，該機構負責管理安大略的奧運式拳擊。www.boxingontario.com

修比・克恩斯（**Hubic Kerns**）：第二代特技演員及特技駕駛指導員，本身為 Drivers Inc. 的老闆，該公司為好萊塢最頂尖的表演駕駛學校。他曾出演過數百部電影，包括《玩命關頭》（*The Fast and the Furious*）、《尖峰時刻》（*Rush Hour*）和《大白鯊》（*Jaws*）。www.driversinc.com

班哲明・奇倫博士（**Dr. Benjamin Kilham**）：野生動物學家，也是《在野外養熊孤兒》（*Among the Bears: Raising Orphaned Cubs in the Wild*）和《熊的陪伴：培養智慧與

直覺》（*In the Company of Bears: What Bears Have Taught Me About Intelligence and Intuition*）的作者。

蓋比·寇茲（**Cappy Kotz**）：美國拳擊協會認證的教練和講師，著有《大家來打拳》（*Boxing For Everyone*）。

卡爾·S·庫斯索尼奇（**Karl S. Kruszelnicki**）：澳洲雪梨大學物理學院的朱利葉斯·薩姆納·米勒學會（Julius Sumner Miller Fellow）的成員，已出版過四十三本書。他最新的著作為《卡爾、宇宙和一切》（*Karl, The Universe and Everything*）。

美國氣象學會雷擊安全小組（The Lightning Safety Group of the American Meteorological Society）

約翰·林德勒（**John Lindner**）：克羅拉多山岳俱樂部丹佛小組的野外求生學校執行長，之前從安全第一雪地求生學校（Safety-One Training）執行長一職退休，該組織為公用事業和政府機構提供山岳求生訓練課程。

格蘭特·S·利普曼醫學博士（**Grant S. Lipman, MD, FACEP**）：美國急診醫學會會員，史丹福大學急診醫學的臨床副教授，也是史丹佛野外醫療部門與學會的主任。

大衛‧M‧洛威（**David M. Lowell**）：經認證的專業鎖匠，也是美國鎖業協會前任教育登錄計畫經理，該機構為業界貿易團體。

保羅‧馬考爾斯基（**Paul Markowski**）：賓州州立大學的氣象學教授，研究龍捲風生成過程以及超級胞與龍捲風的預報，也是《中緯度的中尺度氣象學》（*Mesoscale Meteorology in Midlatitudes*）的共同作者，此書在世界各地被當做氣象學教課書。

亞瑟‧賀蘭德‧麥克（**Arthur Holland Michel**）：巴德學院無人機研究中心的共同主任，該中心主要審視軍事和平民生活中的無人系統科技。他目前正在書寫一本關於空中監視科技的書。www.dronecenter.bard.edu.

維尼‧明奇羅（**Vinny Minchillo**）：以德州為據點的賽車手，為前撞車大賽的車手、廣告素人、打字機收藏者，也是喜劇小說《備份的我》（*Spare Me*）的作者。

明尼蘇達州自然資源部（**Minnesota Department of Natural Resources**）

美國國家地震研究中心（**The National Earthquake**

Information Center）

科羅拉多丹佛的國家天氣預報服務辦公室（**The National Weather Service Forecast Office in Denver, Colorado**）

吉姆·H·尼錫邁醫學博士（**Jim H. Nishimine, M.D., FACOG**）：美國婦產科學會會員，在加州柏克萊執業，也是舊金山加州大學婦產科的臨床教授。

道格·諾歐（**Doug Noll**）：專業協調者和調停者，已經擔任此職務約四十年。他也與蘇富比排名五百大的公司合作，幫助他們了解人類衝突來自於情感起源和生物起源。

賓州公共事業委員會（**The Pennsylvania Public Utility Commission**）

羅素·昆比（**Russell Quimby**）：國家運輸安全委員會的鐵路安全顧問，及前機械、鐵道和運作調查團的成員，他在此單位監督鐵道和鐵路交通的意外事件。他是領有證照得火車駕駛和講師。www.quimbyconsultingllc.weebly.com

緊急災害教育網（**www. Ready.gov**）

現實世界救難顧問（**The Chief Consultant of Real World**

Rescue）：高風險旅遊安全顧問公司，位在聖地牙哥。

提姆・李察森（**Tim Richardson**）：加拿大聖力嘉學院和多倫多大學的教授，專門研究網路安全、電子詐騙和數位交易。 www.witiger.com

林・羅傑斯博士（**Dr. Lynn Rogers**）：明尼蘇達野生生物研究機構的生物學家，以及北美熊類中心的主任。

大衛・羅斯（**David Rose**）：《瘋魔物：設計、人類慾望與互聯網》（*Enchanted Objects: Design, Human Desire, and the Internet of Things*）的作者，也是麻省理工學院的媒體實驗室的講師，以及 Ambient Devices 公司的創辦人。他是平價眼鏡品牌 Warby Parker 的視覺科技副董事。www.enchantedobjects.com

查爾斯・契克（**Charles Schack**）：新罕布夏州退休州警，擔任事故重建專家已有三十年的時間，期間並與保險公司和律師合作。他個人處理過數百件嚴重、致命的車禍，並分析超過六千件以上的意外事故。www.crashexperts.com

葛瑞塔・夏能（**Greta Schanen**）：《航海雜誌》（*Sailing Magazine*）的執行編輯，離岸航海經驗豐富，包括競速航

行和旅行巡航。

傑若米‧契爾曼博士（**Jeremy Sherman, PhD, MPP**）：
替《今日心理學》（*Psychology Today*）和 AlterNet 網站撰
寫文章的「心理直腸專家」，並且在數個大學社會科學系
教授課程。

提姆‧史邁力（**Tim Smalley**）：明尼蘇達自然資源部以
及美國陸軍工程部所屬的寒區研究與工程實驗室的安全專
家，專長是划船。

威爾‧史都華（**Will Stewart**）：光子學、溝通和電磁學
的專家，為英國工程與技術學會的會士、英國皇家工程科
學院的院士，以及美國光學學會的會員。

薩柏‧泰德（**Zeb Tate**）：多倫多大學電機工程學系的副
教授，研究主題放在借助新的計量和處理科技，增進輸電
網路的可靠性。

安迪‧托爾伯特（**Andy Torbet**）：製片和特效演員，過
去曾在英國特種部隊服役十年，擔任傘兵、潛水員和炸彈
處理專家。www.andytorbet.com

美國地質調查局（**The U. S. Geological Survey**）

美國衛生及公共服務部（**U. S. Department of Health and Human Services**）

維琪・霍華茲（**Vicky Valtz**）：在新英格蘭的水平線航空學校擔任主任飛航教官超過十年。她住在鱈魚角的飛機公園，平常開飛機通勤上班。www.horizonaviation.com

瓊・范洪（**Jon Van Horn, PA-C**）：在奧勒岡州波特蘭市擔任創傷醫生助理，過去二十六年間曾數次接受徵招到軍中服務。

大衛・威爾奇（**Dave Welch**）：炸藥工程師機構（Institute of Explosives Engineers）的董事，同時經營 Ramora UK，該公司為世界上最頂尖的處理軍事武器炸藥的公司之一。

麥克・威爾邦克斯（**Mike Wilbanks**）：威爾邦克斯爬蟲動物繁殖所（Wilbanks Captive Bred Reptiles）的老闆。

提姆・威廉斯（**Tim Williams**）：在奧蘭多的鱷魚樂園與鱷魚為伍已經將近三十年，他也訓練其他的鱷魚摔角員。

吉姆・溫本（**Jim Winburn**）：負責兩座遊樂園的蝙蝠俠秀的導演和特效指導。

蓋爾・溫莎博士（**Dr. Guy Winsor**）：劍術顧問、作者、歐洲劍術學校（The School of European Swordsmanship）的創辦人，以及中世紀打鬥桌遊 Audatia 的創造者。他擅長研究與重製中世紀和文藝復興義大利的劍術。
www.guywinsor.net/blog/

梅麗莎・辛達爾斯博士（**Melissa Zimdars, PhD**）：為《假新聞：了解數位時代的媒體與錯誤訊息》（*Fake News: Understanding Media and Misinformation in the Digital Age*）一書的共同審定，目前為梅里馬克學院傳媒通信系的助理教授。

艾爾・祖利希（**Al Zulich**）：馬里蘭州貝萊爾市哈福德爬行動物繁殖中心（Harford Reptile Breeding Center）主任。

國家圖書館出版品預行編目(CIP)資料

危難求生手冊：緊急時刻，專家教你怎麼做 // 約
書亞．皮文 (Joshua Piven)，大 衛．博 傑 尼 (David
Borgenicht) 著；林楸燕譯. – 二版. – 臺北市：日出
出版：大雁文化事業股份有限公司發行, 2023.01
360 面；13*28 公分

譯 自：The worst-case scenario survival handbook
: expert advice for extreme situations

ISBN 978-626-7261-00-2(平裝)

CST: 求生術 2.CST: 手冊

411.96　　　　　　　　　　　　　　111020541

危難求生手冊（二版）
緊急時刻，專家教你怎麼做！

The Worst-Case Scenario Survival Handbook
Expert Advice for Extreme Situations
by Joshua Piven and David Borgenicht

Copyright © 1999-2019 by Quirk Productions, Inc.
All rights reserved.
Worst-Case Scenario® and The Worst-Case Scenario Survival Handbook ™ are trademarks of
Quirk Productions, Inc.
Illustrations by Brenda Brown
First Published in English by Quirk Books, Philadelphia, Pennsylvania.
This edition arranged with Quirk Books through Big Apple Agency, Inc., Labuan, Malaysia.
Traditional Chinese edition copyright:
2023©Sunrise Press, a division of AND Publishing Ltd.

作　　　者　約書亞‧皮文（Joshua Piven）、大衛‧博傑尼（David Borgenicht）

譯　　　者　林楸燕

責任編輯　李明瑾

協力編輯　吳愉萱

封面設計　Dinner Illustration

內頁排版　陳佩君

發 行 人　蘇拾平

總 編 輯　蘇拾平

副總編輯　王辰元

資深主編　夏于翔

主　　編　李明瑾

業　　務　王綬晨、邱紹溢

行　　銷　曾曉玲

出　　版　日出出版
　　　　　地址：台北市復興北路 333 號 11 樓之 4
　　　　　電話（02）27182001　傳真：（02）27181258

發　　行　大雁文化事業股份有限公司
　　　　　地址：台北市復興北路 333 號 11 樓之 4
　　　　　電話（02）27182001　傳真：（02）27181258
　　　　　讀者服務信箱 E-mail:andbooks@andbooks.com.tw
　　　　　劃撥帳號：19983379 戶名：大雁文化事業股份有限公司

二版二刷　2023 年 8 月

定　　價　530 元

版權所有‧翻印必究

ISBN 978-626-7261-00-2

Printed in Taiwan‧All Rights Reserved
本書如遇缺頁、購買時即破損等瑕疵，請寄回本社更換

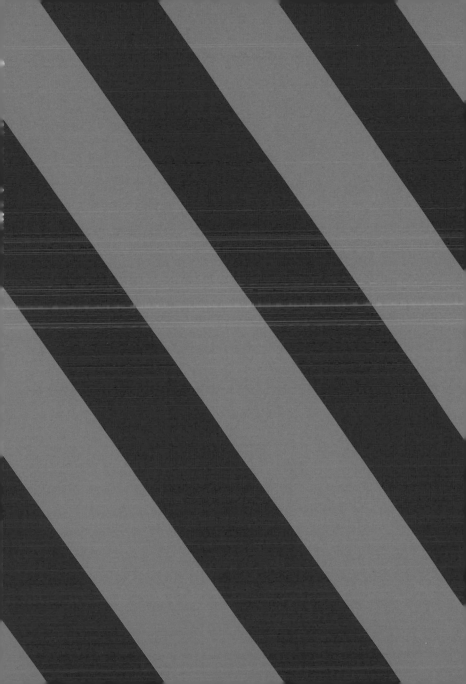